ニュートン式
超図解

最　面白い!!

人体

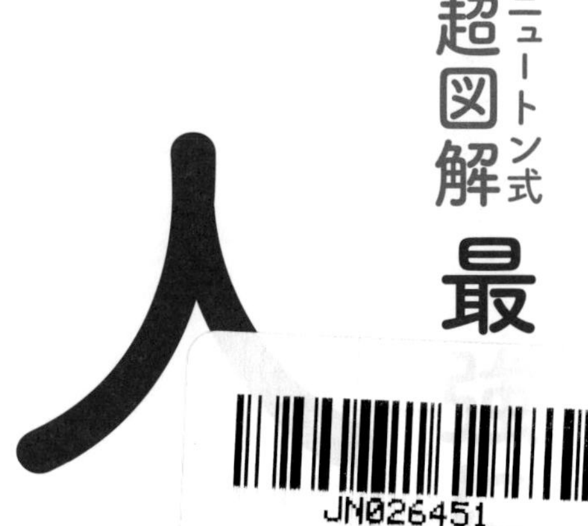

取扱説明書編

はじめに

スマートフォンなどの新しいツールや，リモートワークなどの新しいはたらき方によって，私たちの生活は大きく変化してきました。私たちは常に，自分の体を生活の変化にあわせる必要があります。

新しい生活に適応して，健康を維持し，体のパフォーマンスを最大限に発揮するには，体の構造と正しい使い方を知っておくことがたいせつです。まちがった体の使い方は，体の不調をまねいてしまいます。たとえば，スマートフォンを見るときの独特の姿勢は，頭を支えるために，首と肩の筋肉に大きな負荷がかかります。その姿勢をつづけると，首の痛みやひどい肩こりを引きおこしてしまいます。

本書は，人体を家電製品などの道具にみたて，体の構造や正しい使い方をわかりやすく紹介する1冊です。体を使ううえでとくに注意したい内容を紹介したページには警告マーク（⚠）を，体にとっていいと考えられる内容を紹介したページにはGoodマーク（👍）をつけてあります。どうぞお楽しみください！

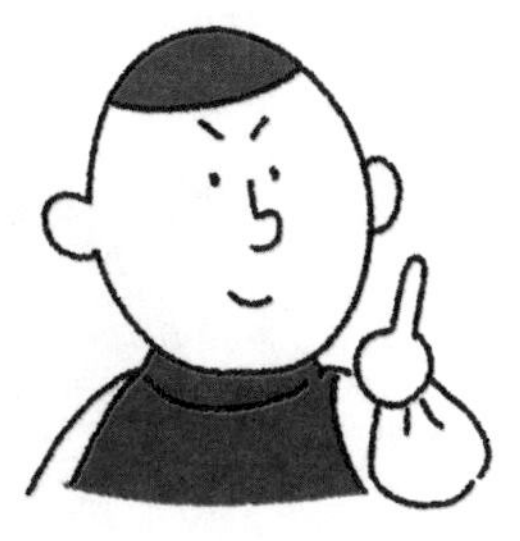

ニュートン式
超図解 最強に面白い!!
人体 取扱説明書 編

1. 骨と筋肉，肌の取扱説明書

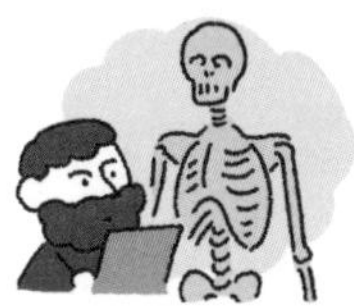

2. 鼻と肺，血管と心臓の取扱説明書

3. 目と耳の取扱説明書

4. 胃腸，肝臓，腎臓の取扱説明書

5. 脳と神経の取扱説明書

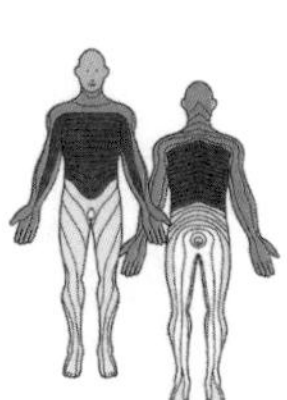

1. 骨と筋肉，肌の取扱説明書

人間の体の骨や筋肉，肌は，家電製品でいえば，製品の基本的な構造をつくる部分といえるでしょう。第1章では，骨と筋肉，肌の取り扱い方をみていきましょう。

— 骨格 —

大人の体には，合計206個の骨がある

骨がつくる構造を，「骨格」という

人が重力に逆らって姿勢を保ち，立って歩くことができるのは，骨があるためです。**脳を格納する「頭蓋骨」，首からおしりにかけてつらなって体全体の支柱となる「脊柱」（いわゆる背骨），太ももの「大腿骨」など，合計206個の骨が成人の体を支えています。**これらの骨がつくる構造を，「骨格」といいます。

骨密度は，40代後半ごろから徐々に低下

骨のかたさは，骨の成分であるリン酸カルシウムなどの密度（骨密度）で決まります。骨密度は20歳ごろに最大となり，30代ごろまで保たれます。ところが，40代後半ごろから徐々に低下していきます。骨密度が低下して骨がもろくなるのが「骨粗鬆症」で，とくに女性に多いので注意が必要です。

運動したり歩いたりして骨に負荷がかかると，骨の成分が多くつくられ，骨密度が高まります。骨密度の低下を防ぐには，適度に歩くことが有効です。

前から見た骨格

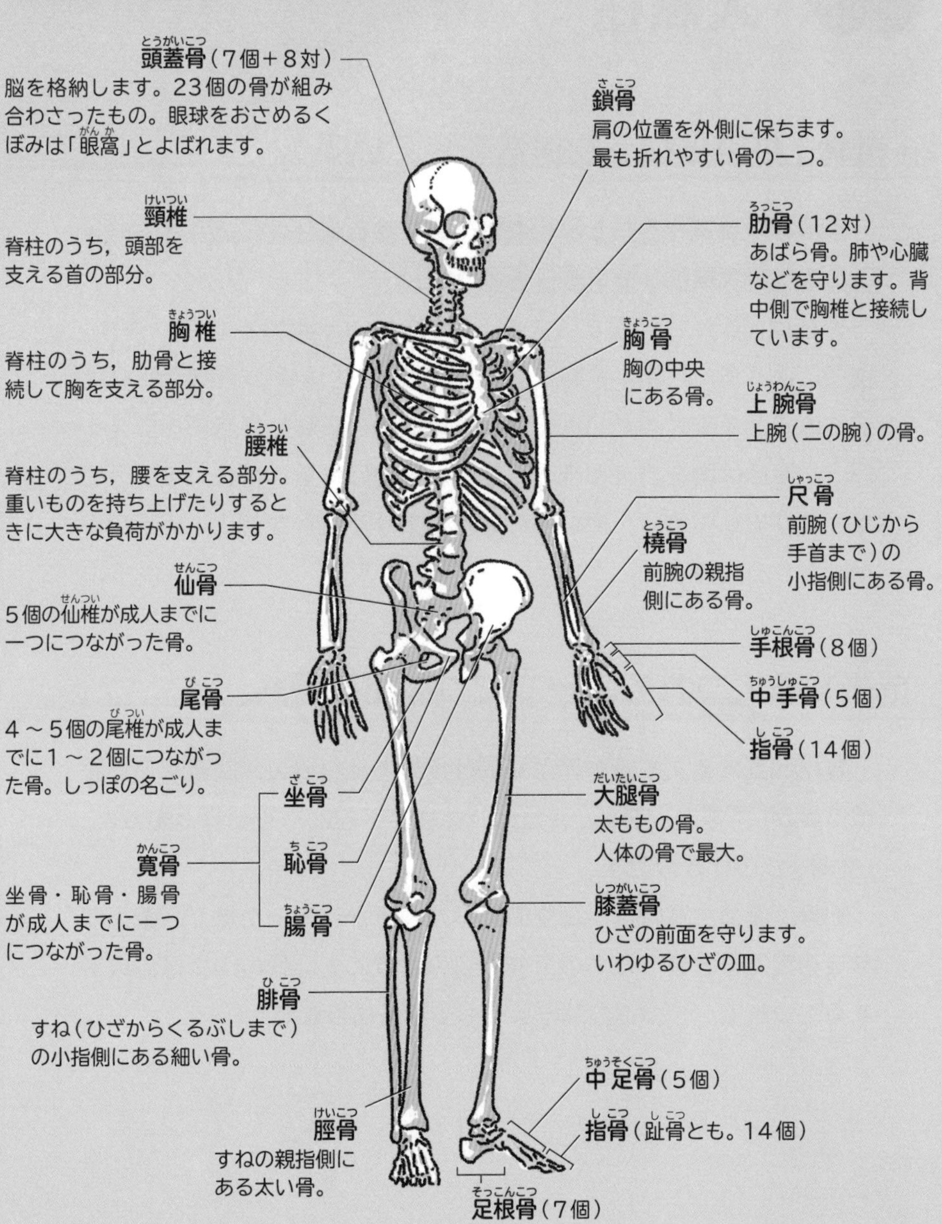
頭蓋骨（7個＋8対）
脳を格納します。23個の骨が組み合わさったもの。眼球をおさめるくぼみは「眼窩」とよばれます。
頸椎
脊柱のうち，頭部を支える首の部分。
胸椎
脊柱のうち，肋骨と接続して胸を支える部分。
腰椎
脊柱のうち，腰を支える部分。重いものを持ち上げたりするときに大きな負荷がかかります。
仙骨
5個の仙椎が成人までに一つにつながった骨。
尾骨
4～5個の尾椎が成人までに1～2個につながった骨。しっぽの名ごり。
坐骨
恥骨
腸骨
寛骨
坐骨・恥骨・腸骨が成人までに一つにつながった骨。
腓骨
すね（ひざからくるぶしまで）の小指側にある細い骨。
脛骨
すねの親指側にある太い骨。
鎖骨
肩の位置を外側に保ちます。最も折れやすい骨の一つ。
肋骨（12対）
あばら骨。肺や心臓などを守ります。背中側で胸椎と接続しています。
胸骨
胸の中央にある骨。
上腕骨
上腕（二の腕）の骨。
尺骨
前腕（ひじから手首まで）の小指側にある骨。
橈骨
前腕の親指側にある骨。
手根骨（8個）
中手骨（5個）
指骨（14個）
大腿骨
太ももの骨。人体の骨で最大。
膝蓋骨
ひざの前面を守ります。いわゆるひざの皿。
中足骨（5個）
指骨（趾骨とも。14個）
足根骨（7個）

— 骨格 —

脊柱は，体全体を支える大黒柱

「椎骨」がつらなった構造をしている

人の背中を首からおしりにかけて縦に走る脊柱は，体全体を支える，人体の大黒柱ともいうべき骨です。

脊柱は，33～34個の「椎骨（ついこつ）」がつらなった構造をしています。場所によって，「頸椎（けいつい）」「胸椎（きょうつい）」「腰椎（ようつい）」「仙骨（せんこつ）」「尾骨（びこつ）」とよばれます。頸椎は頭部を支える首の部分，胸椎は肋骨（ろっこつ）と接続して胸部を支える部分，腰椎は腰を支える部分，仙骨と尾骨は骨盤に含まれる部分です。なかでも腰椎は，重いものを持ち上げるときなどに，大きな負荷がかかる椎骨です。

成長するにつれて，一つにつながる骨も

脊椎が支える上半身の荷重を受け止めて，左右の大腿骨（だいたいこつ）へふりわけるのが，「骨盤（こつばん）」です。骨盤は，脊柱の下部にある仙骨と尾骨と，「寛骨（かんこつ）」からなる骨です。

仙骨，尾骨，寛骨は，誕生時に細かく分かれていた骨が，成人になる過程でまとまったものです。このように人の骨の中には，成長するにつれて，一つにつながる骨も少なくありません。

うしろから見た骨格

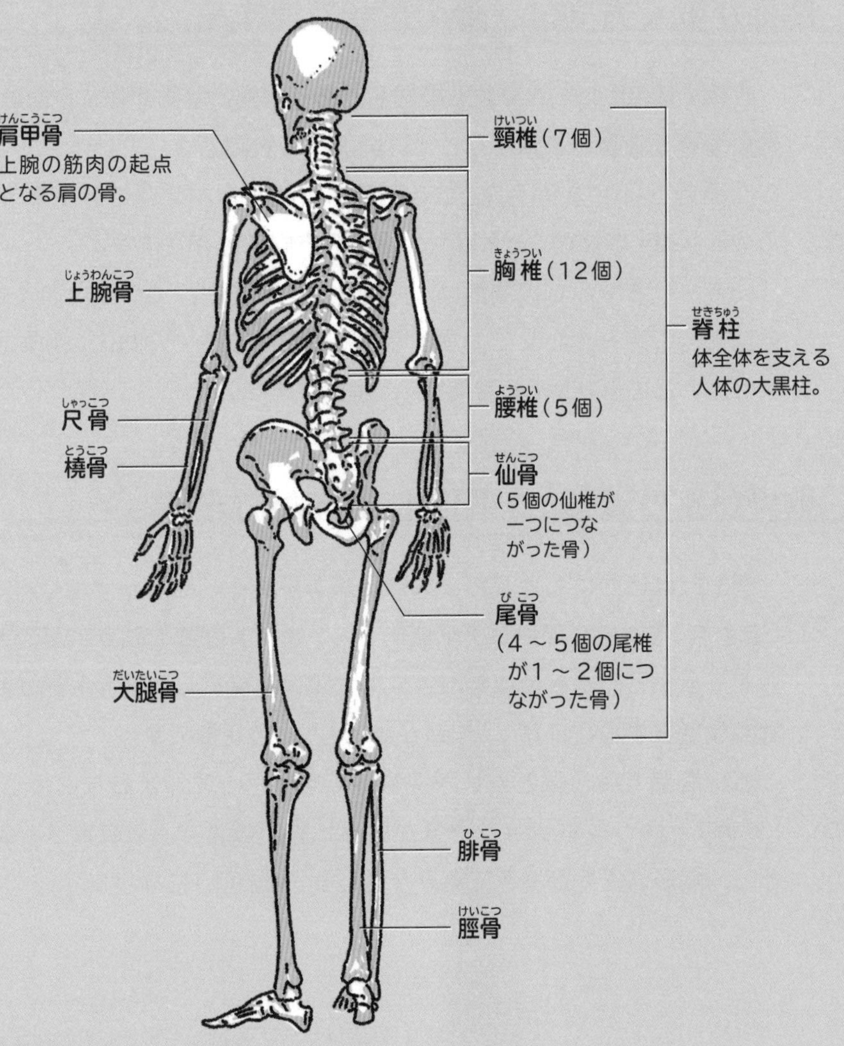
肩甲骨（けんこうこつ）
上腕の筋肉の起点
となる肩の骨。
上腕骨（じょうわんこつ）
尺骨（しゃっこつ）
橈骨（とうこつ）
大腿骨（だいたいこつ）
頸椎（けいつい）（７個）
胸椎（きょうつい）（12個）
腰椎（ようつい）（５個）
仙骨（せんこつ）
（５個の仙椎が
一つにつな
がった骨）
尾骨（びこつ）
（４～５個の尾椎
が１～２個につ
ながった骨）
脊柱（せきちゅう）
体全体を支える
人体の大黒柱。
腓骨（ひこつ）
脛骨（けいこつ）

— 関節 —

人の体には，およそ260個の関節がある

関節が動く方向は，骨の形状で決まる

人体には，およそ260個もの関節があります。関節が動く方向は，骨の形状で決まります。たとえば肩関節や股関節（こかんせつ）は，丸いボール状の凸部分と，その受け皿となる凹部分の組み合わせからなります。この形状は「球関節」とよばれ，複数の方向に動かせます。

一方，ひざやひじの関節は，円柱状の凸部分と，その受け皿となる凹部分の組み合わせで，ちょうつがいのように一方向にしか動きません。この形状は「蝶番関節（ちょうばんかんせつ）」とよばれます。

軟骨がすり減ると，関節に炎症がおきる

関節にはほかにもさまざまな形状があり，それによって動く方向（自由度）や角度（可動域）が決まっています。**関節を動かす筋肉がかたくなると，本来の可動域よりもせまい角度でしか関節を動かせなくなります。**これが，「体がかたい」という状態です。

どの関節でも，骨どうしが接触してすりへってしまわないよう，「軟骨（なんこつ）」というクッションで骨がおおわれています。軟骨がすり減ると，関節に炎症がおきて痛みが生じる「関節症」になります。

肩の関節

右肩の関節をえがきました。上腕骨の上端にあるボール状の凸部分（うすいピンク色）と，肩甲骨にある凹部分（濃いピンク色）をつなぐ関節です。

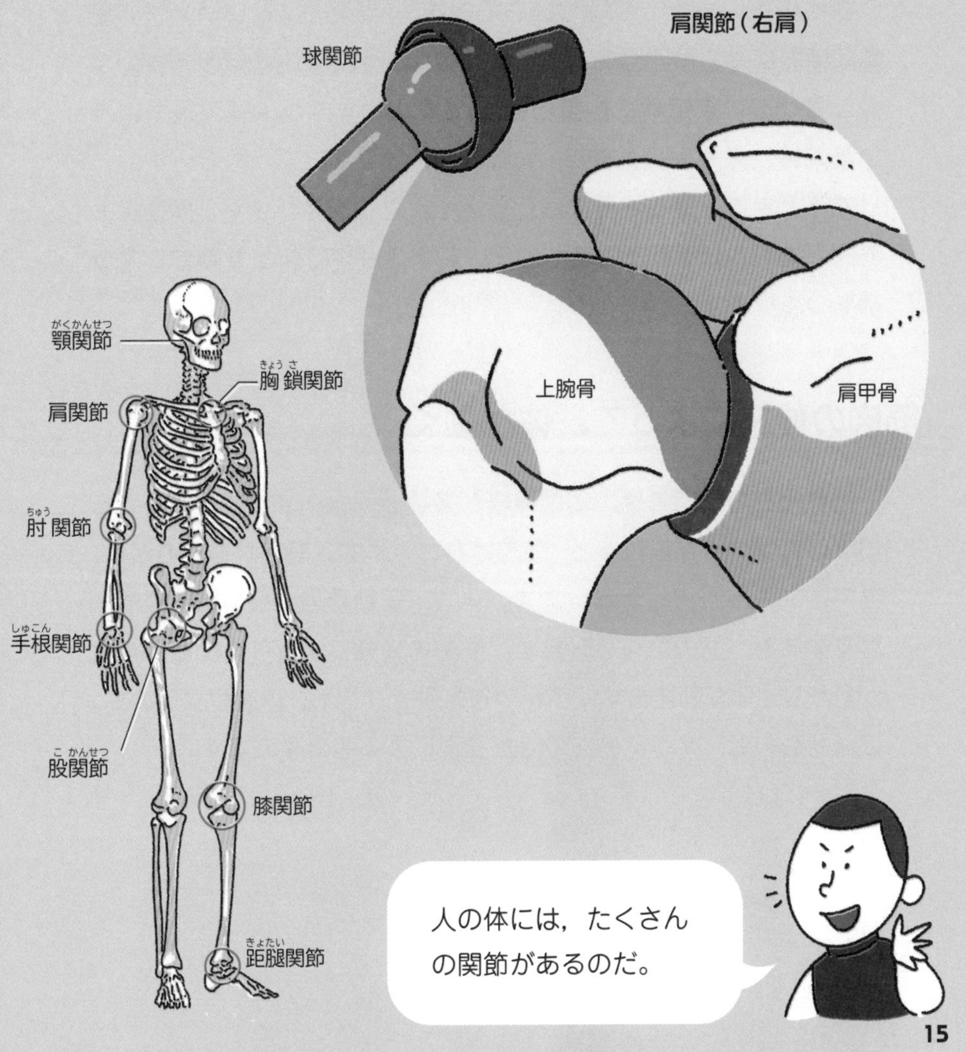

— 筋肉 —

人の体には，約200種類の筋肉がある

全身の骨格筋の重量は体重の約40％

主に骨格にそってついている筋肉を，「骨格筋」といいます。**骨格筋はおよそ200種類あり，その総数は約400にものぼります。**全身の骨格筋の重量は，体重の約40％を占めます。人体で最も大きい筋肉は，太ももの前側の「大腿四頭筋（だいたいしとうきん）」です。立ったり，歩いたりするときに，最も重要なはたらきをになっています。また，顔面にも筋肉があり，「顔面表情筋」といいます。目や口などを動かして表情をつくります。

筋肉の伸縮によって，体が動く

それぞれの筋肉には，運動神経が接続しています。運動神経から筋肉に電気信号が伝わると，筋肉はちぢみます。筋肉がちぢむとき，筋肉はエネルギーを消費します。一方，運動神経からの電気信号がなくなると，筋肉はゆるみます。筋肉の伸縮によって，関節の角度が変わり，体が動きます。手足や首を動かすのも，体をひねるのも，ほほえむのも，すべて筋肉のはたらきによるものなのです。

前から見た骨格筋

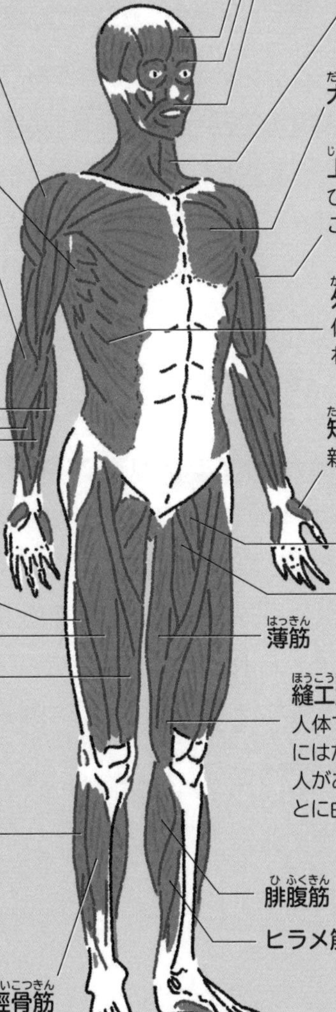

前頭筋
眼輪筋
口輪筋

顔面表情筋
目や口などを動かして表情をつくる筋肉。

三角筋
肩をおおい，肩関節で腕を横に上げる筋肉。

広頸筋
首の皮膚を緊張させる筋肉。

大胸筋　腕を前に出す胸の筋肉。

前鋸筋
肩甲骨を前に出す筋肉。

上腕二頭筋
ひじを曲げる筋肉。力こぶはこの筋肉がつくります。

腕橈骨筋
ひじを曲げる筋肉。

外腹斜筋
体をひねるときにはたらくわき腹の筋肉。

前腕屈筋群
前腕の手のひら側にある筋肉の総称。手首や指を曲げる筋肉。

短母指外転筋
親指を開いたり立てたりする筋肉。

恥骨筋
股関節を閉じる筋肉。

長内転筋
太股の内側の筋肉。

大腿四頭筋
人体で最も大きい，太ももの前側の筋肉。

外側広筋
大腿直筋
内側広筋
中間広筋
（表面には見えない）

薄筋

縫工筋
人体で最も長い筋肉。あぐらをかくときにはたらきます。縫工筋の名は，裁縫職人があぐらをかいた姿勢で作業を行うことに由来します。

長腓骨筋
足の裏の中央部を引き上げて，足の裏のアーチ（土ふまず）を維持する筋肉。

腓腹筋
ヒラメ筋

下腿三頭筋
ふくらはぎの筋肉。立った姿勢を維持し，かかとを上げてつま先立ちをするときにはたらきます。ヒラメ筋の名は，形が魚のヒラメに似ていることに由来します。

前脛骨筋
すねの前側にある筋肉。歩きすぎ・走りすぎによるダメージを受けやすい筋肉です。

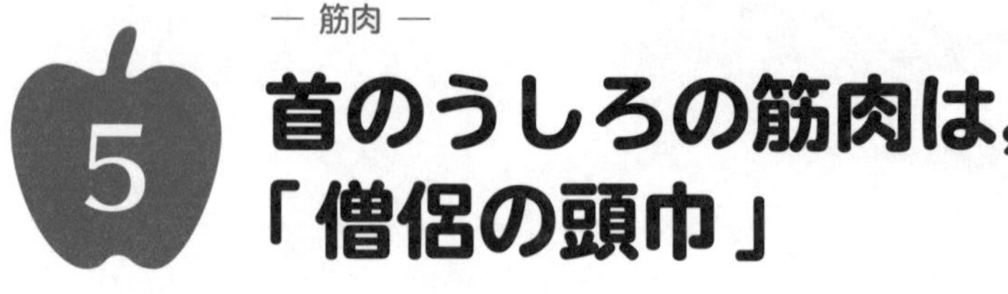

— 筋肉 —

5 首のうしろの筋肉は，「僧侶の頭巾」

肩こりの原因となる筋肉の一つ

骨格筋には，ユニークな名前をもつものがあります。

首のうしろ側から背中に広がる「僧帽筋（そうぼうきん）」の名は，カトリック教会のある宗派の修道士がかぶる，頭巾に似ていることに由来します。僧帽筋は，肩甲骨と腕を引き上げる筋肉で，肩こりの原因となる筋肉の一つです。

肉ばなれをおこしやすい筋肉

太ももの裏側の筋肉が「ハムストリング」とよばれるのは，豚肉のハムをつるすひも（ストリング）として，この筋肉の腱（けん）（骨につながる繊維）が使われたことに由来します。ハムストリングは，太ものうしろ側にある，「大腿二頭筋（だいたいにとうきん）」「半腱様筋（はんけんようきん）」「半膜様筋（はんまくようきん）」という三つの筋肉の総称です。これらの筋肉は，足をうしろに振ったり，ひざを曲げたりするときにはたらきます。スポーツで酷使され，肉ばなれをおこしやすい筋肉です。

うしろから見た骨格筋

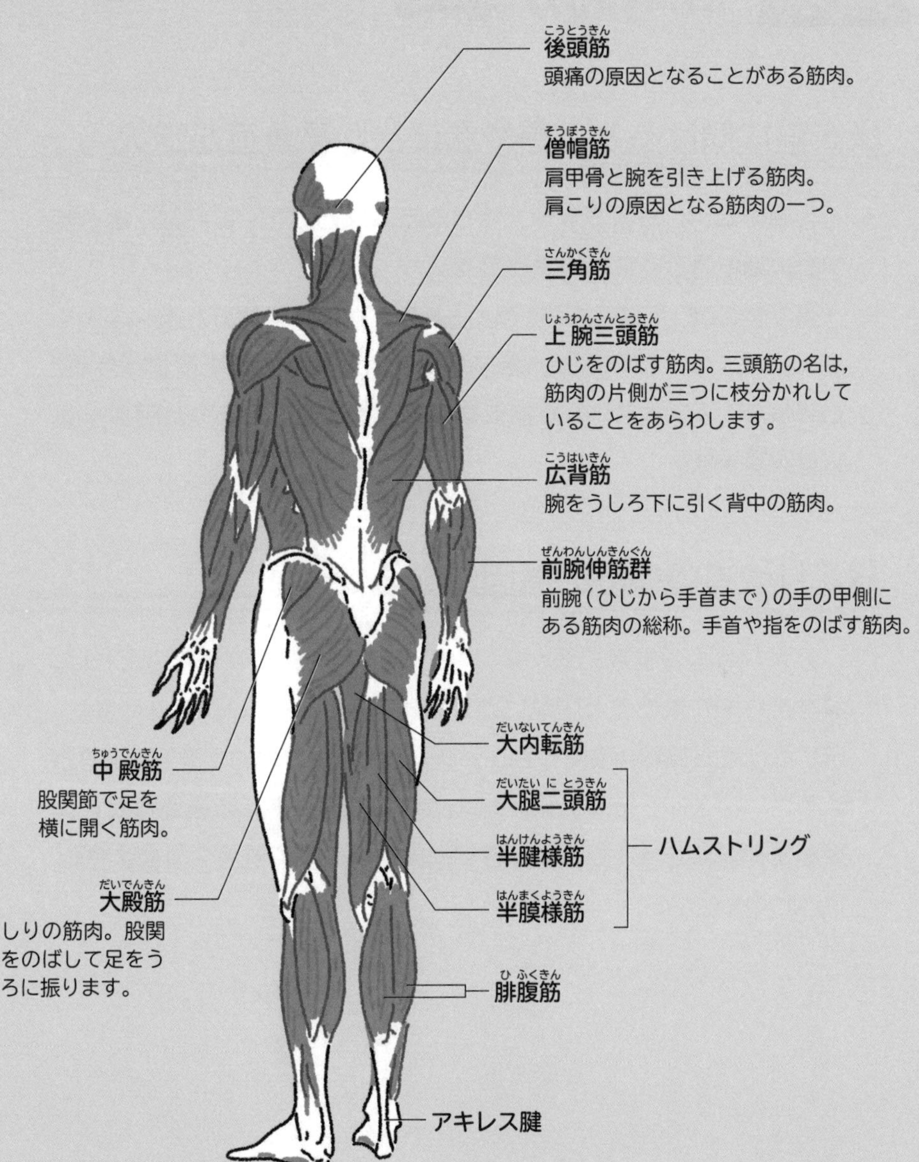
後頭筋
頭痛の原因となることがある筋肉。
僧帽筋
肩甲骨と腕を引き上げる筋肉。
肩こりの原因となる筋肉の一つ。
三角筋
上腕三頭筋
ひじをのばす筋肉。三頭筋の名は，
筋肉の片側が三つに枝分かれして
いることをあらわします。
広背筋
腕をうしろ下に引く背中の筋肉。
前腕伸筋群
前腕（ひじから手首まで）の手の甲側に
ある筋肉の総称。手首や指をのばす筋肉。
中殿筋
股関節で足を
横に開く筋肉。
大殿筋
おしりの筋肉。股関
節をのばして足をう
しろに振ります。
大内転筋
大腿二頭筋
半腱様筋
半膜様筋
ハムストリング
腓腹筋
アキレス腱

— スマホ首 —

スマホのやりすぎで，僧帽筋が悲鳴

頭を前に傾けると，首や肩にかかる負荷が増大

人間の頭は，成人で5～6キログラムほどです。これは，ボーリングの球と同じくらいの重さです。

頭が体の真上にある姿勢では，頭の重さは体全体でバランスよく支えられます。**ところが，スマホを見ようとして頭を前に傾ける，いわゆる「スマホ首」の姿勢になると，首や肩にかかる負荷は一気に増大します。**

肩こりや首の痛みの原因になる

アメリカの脊椎専門医ケネス・ハンスラージ氏の研究によれば，頭を前に15°傾けると頸椎にかかる負荷は約12キログラムになり，60°傾けると負荷は約27キログラム（頭の重さの約5倍）にまでふえるといいます。**その結果，首のうしろや肩にある僧帽筋などに大きな負荷がかかってしまい，首の痛みや肩こりの原因になります。**

スマホ首

頭が体の真上にある姿勢（A）と，頭を前に60°傾けた姿勢（B）をえがきました。頭を前に傾けると，頸椎や僧帽筋に大きな負担がかかります。

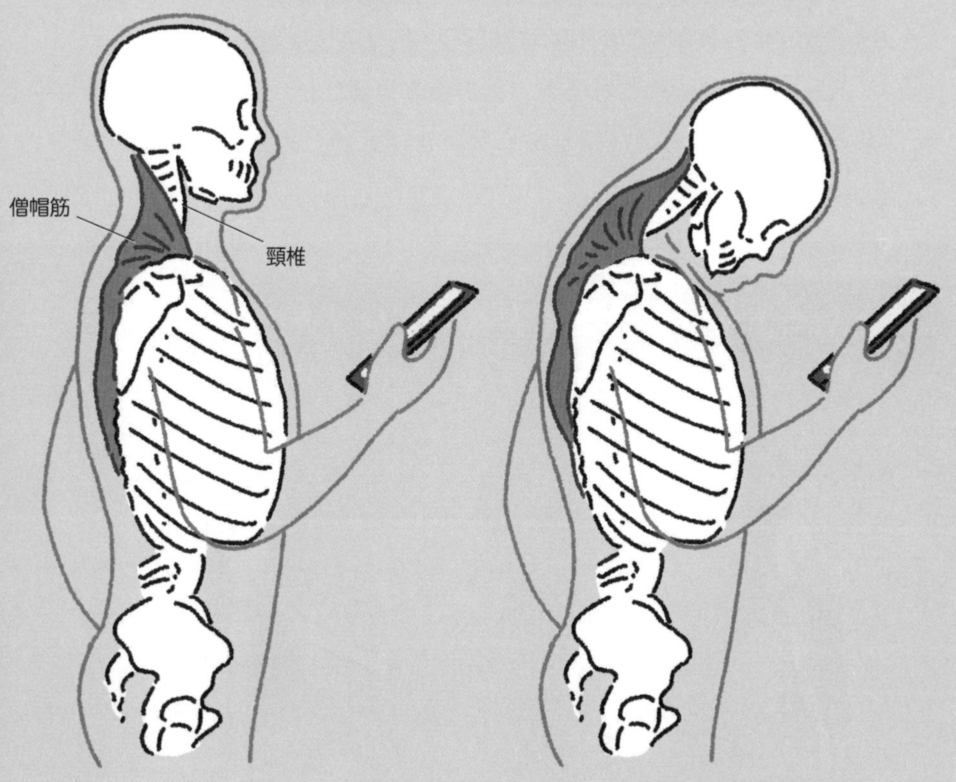

頸椎への負荷は頭の重さの5倍におよび，僧帽筋などに大きな負担がかかる

— 首と肩のストレッチ —

ストレートネックを，ストレッチで予防しよう！

頸椎のカーブが失われる

頸椎は本来，頭が体の真上に乗るように，ゆるやかにカーブしています。**ところが，頭を前に傾ける姿勢が長時間つづくと，頸椎のカーブが失われる「ストレートネック」になりやすくなります。**

ストレートネックになると，首の痛みや肩こり，頭痛，手や腕の痛みやしびれなどの症状があらわれます。また将来的に，歯のか

ストレートネックを予防するストレッチの例

1

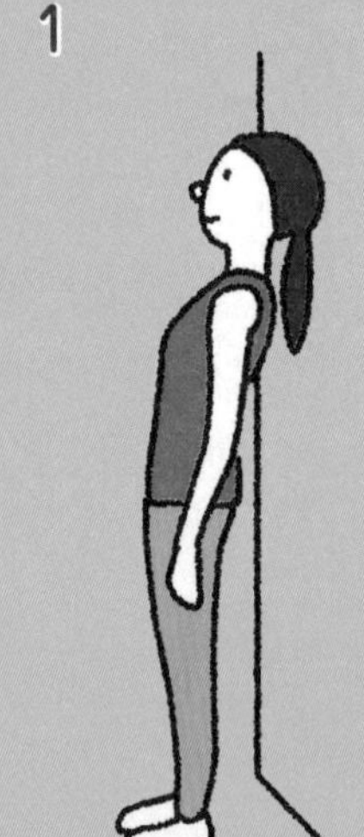

壁の前に立ち，後頭部で体を支えながら一歩前に出て，背中を壁からはなします。後頭部を壁につけたまま，体をまっすぐに保ちながら10秒キープします。

2

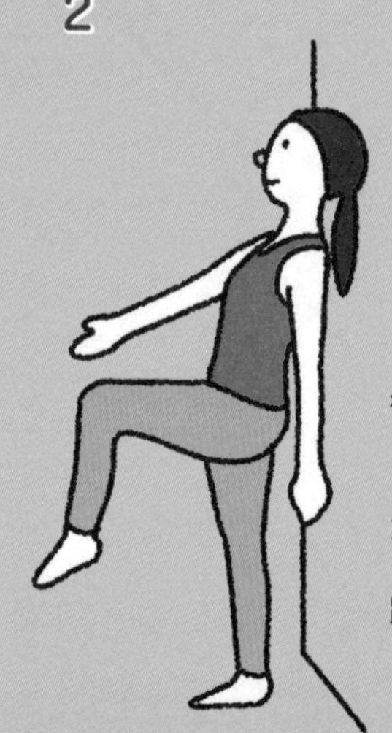

後頭部で体を支えることができたら，頭の位置を動かさずに，手を振りながら20回足踏みします。

み合わせの悪化や，食物などがあやまって気管に入ってしまう「誤嚥(ごえん)」をおこしやすくなるおそれがあります。

首や肩の筋肉の緊張をほぐす

ストレートネックにならないためには，頭を前に傾ける姿勢をとらないようにすることが重要です。スマホを見るときには，スマホを目線の高さまで持ち上げて，頭が体の真上に乗る姿勢を保つように心がけましょう。

もし頭を前に傾ける姿勢がつづいた場合は，「ストレッチング」とよばれる柔軟体操をして，首や肩の筋肉の緊張をとりましょう。下のイラストは，ストレッチングの例です。ぜひ試してみてください。

肩こりを予防するストレッチの例

1

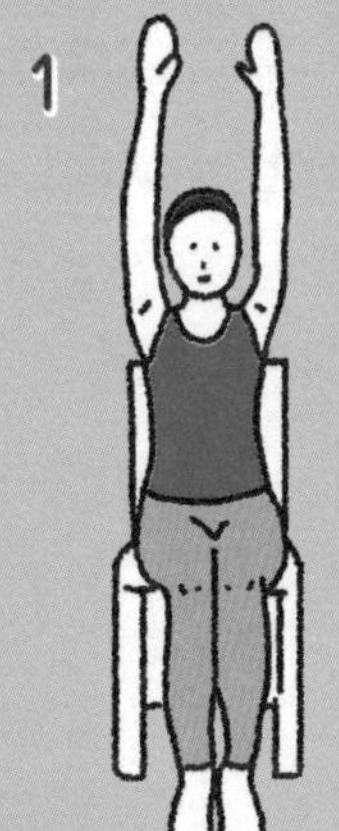

椅子に座り，両腕を上げて，手のひらを前に向けます。

2

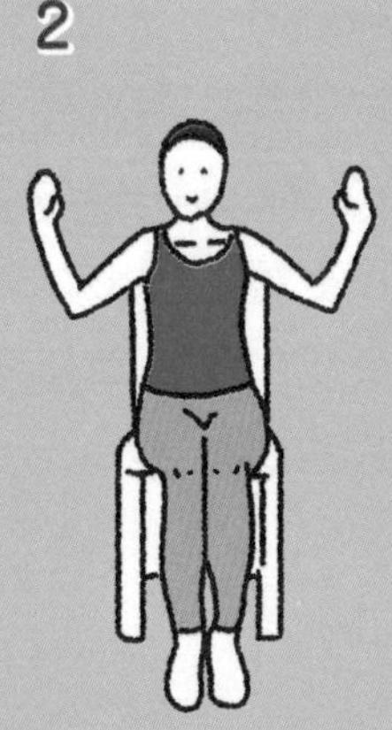

ひじを曲げて，腕を下ろします。

3

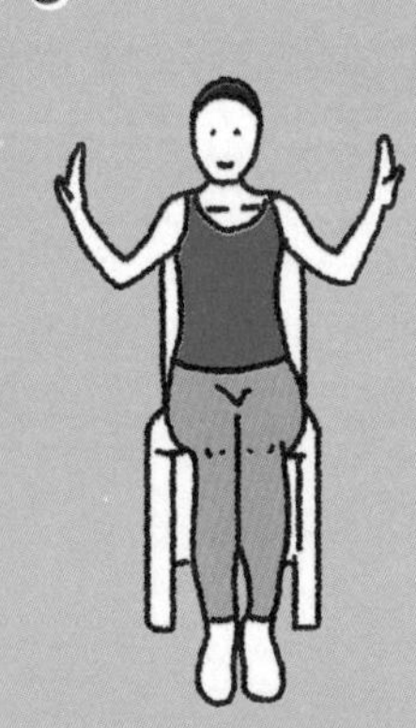

手のひらを外側に向けます。このとき，左右の肩甲骨を中央に寄せることを意識するとよいでしょう。1 ～ 3を10回くりかえしましょう。

— 正しい座り方 —

ひざを下げる座り方で，腰の負担を減らそう！

座っているときのほうが，負荷が大きい

デスクワーク中心の仕事をしている人は，1日のほとんどの時間を椅子に座ってすごしています。**実は，立っているときよりも，座っているときのほうが，腰にあたえる負荷が大きいことがわかっています。**

股関節の角度を90°にする行儀のよい座り方ではなく，背もたれをうしろに倒して股関節の角度を135°程度に大きくすれば，腰への負荷は小さくできることを示す研究成果もあります。しかし，ふんぞり返るような社長座りは，現実のデスクワークには向きません。

背筋をのばしながら，股関節を110°に保つ

デスクワークで推奨されている座り方は，背筋をのばしながら，股関節を110°に保つ座り方です（右のイラスト）。座面を少し高めにして，ひざを太もものつけ根から10センチメートル程度下げるようにすると，股関節の角度が110°程度に保たれます。背中が背もたれからはなれてしまう場合には，クッションなどをはさむとよいでしょう。

腰への負担が少ない座り方

腰への負担が少ない座り方をえがきました。股関節の角度が，110°になるように座ります。

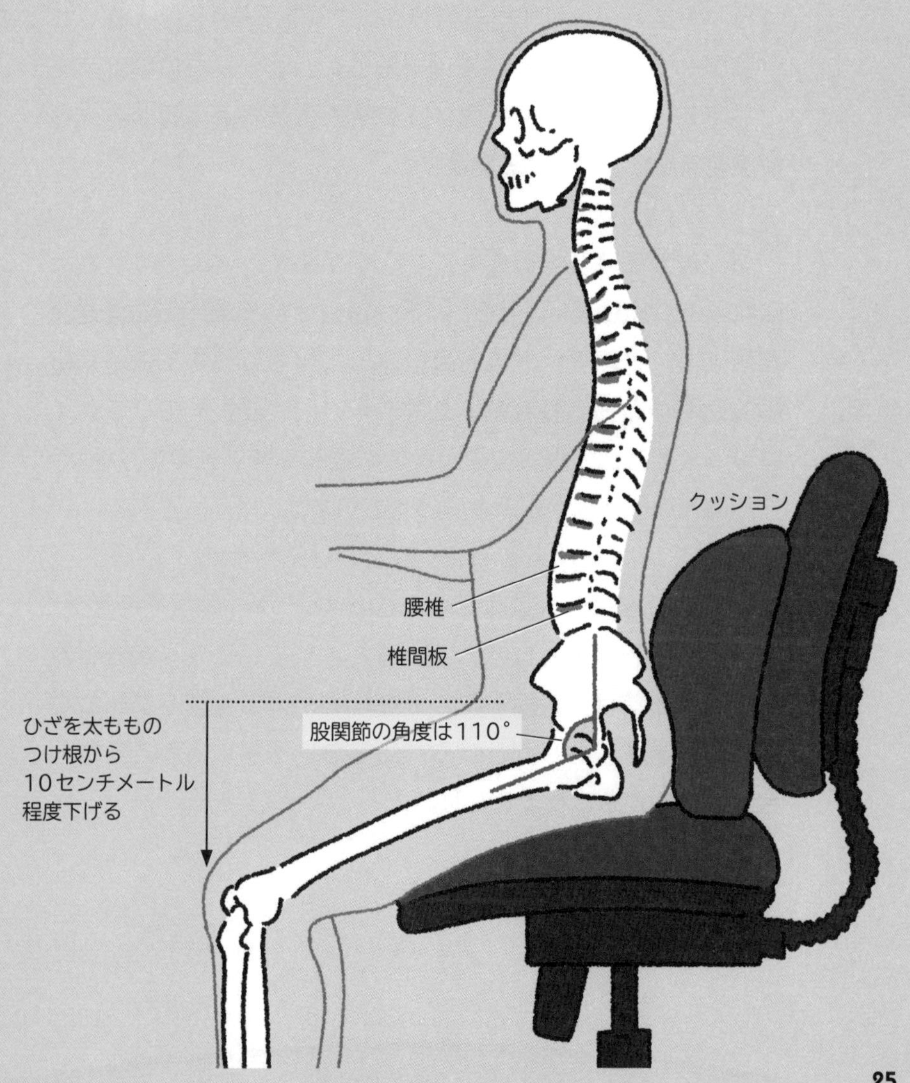

ろくろ首

日本で広く知られている妖怪の一つに，「ろくろ首（ろくろっ首）」がいます。ろくろ首は一般的に，首が長くのびる妖怪として知られています。**実はこのろくろ首には，頭が体から遊離するタイプのものもいます。**

頭が体から遊離するタイプのろくろ首は，「ぬけ首」ともよばれます。**ぬけ首は，中国の「飛頭蛮（ひとうばん）」という頭が飛ぶ妖怪が起源とも，東南アジアの内蔵のついた頭が浮遊する伝承が伝わったものともいわれています。**一方，首が長くのびるタイプのろくろ首は，飛頭蛮の頭と体を霊的な細い糸でつないだ，江戸時代の妖怪画が起源といわれています。

多くの妖怪は，人里はなれた山奥などから通じる異界や，異界と人間界の境界にすんでいるとされています。**これに対してろくろ首は，人間と同じ姿をして市中で生活しているのだといいます。**もしかしたら，知らないうちに，ろくろ首と会っているかもしれませんね。

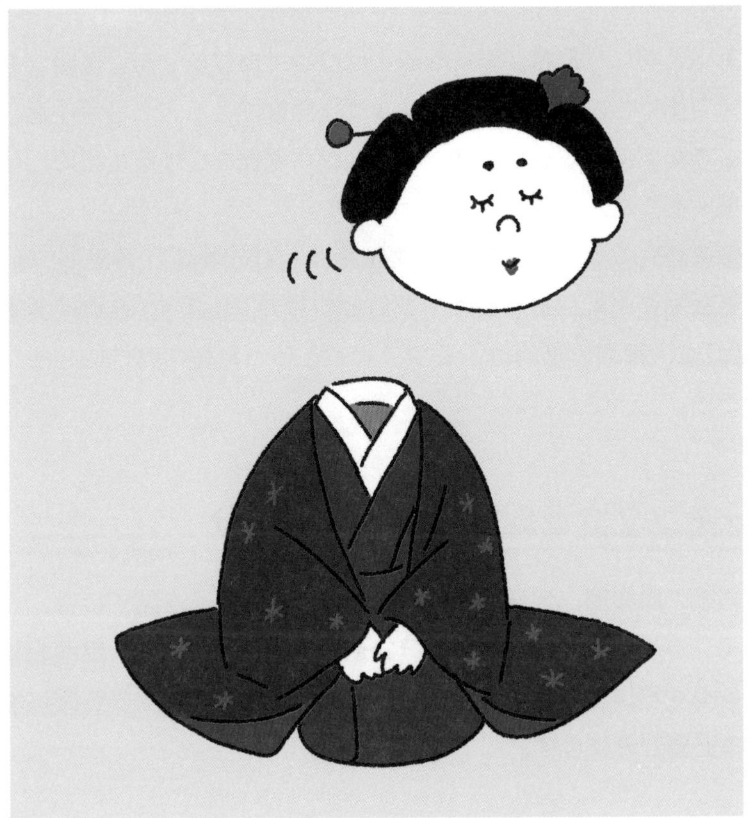

— 足腰の筋肉 —

歳をとったら，足腰の筋肉がとにかく重要

おとろえやすい，足腰の４種類の筋肉

加齢とともに，足腰が弱くなる人は少なくありません。足腰がおとろえて歩くことが減ると，ますます足腰はおとろえ，日常生活に支障をきたすようになります。こうした悪循環をさけるために，足腰の筋肉をきたえることがたいせつです。

足腰の筋肉のうち，「大殿筋」「腸腰筋」「大腿四頭筋」「腓腹筋」は，加齢とともにとくにおとろえやすいといわれています（右のイラスト）。この４種類の筋肉は，立つ，歩くといった基本動作に必要な筋肉です。

ウォーキングやラジオ体操では不十分

大殿筋，腸腰筋，大腿四頭筋，腓腹筋のおとろえを防ぐには，ウォーキングやラジオ体操程度の軽い運動では不十分です。**筋肉トレーニングを行い，日常生活では得られない強さの負荷を，筋肉にあたえる必要があります。**

おとろえやすい足腰の筋肉

加齢とともにおとろえやすい，足腰の４種類の筋肉をえがきました。大殿筋，腸腰筋，大腿四頭筋，腓腹筋の，４種類です。

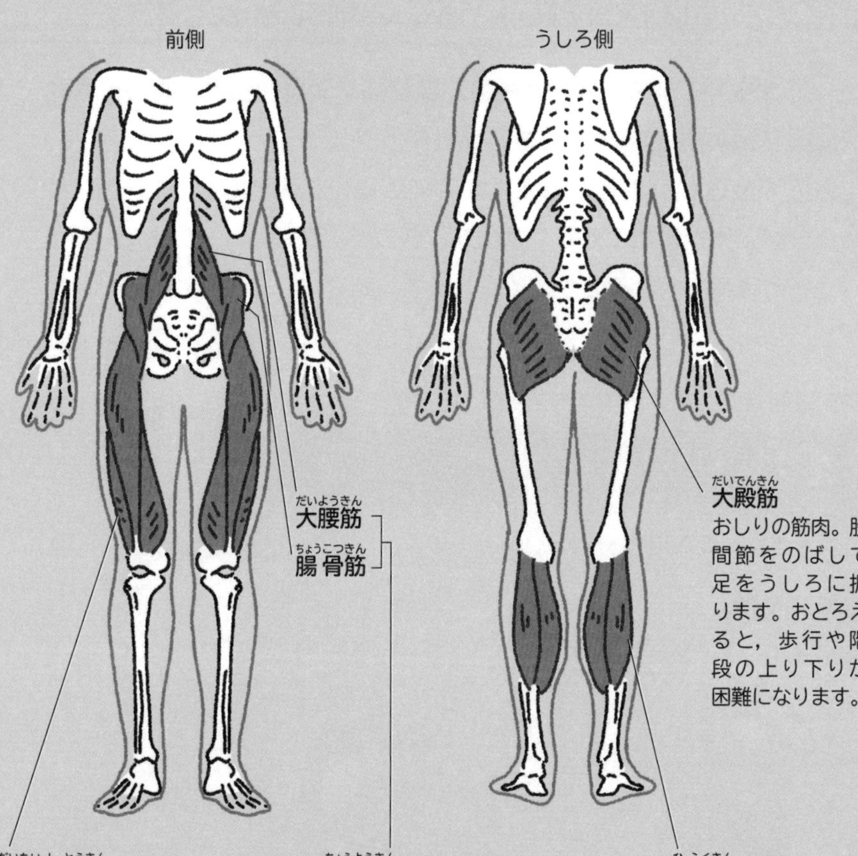

大腿四頭筋（だいたいしとうきん）
主にひざをのばし，立ったり歩いたりするときに中心的な役割をにないます。おとろえると，立つ・歩くなどの基本的な動作がむずかしくなり，日常生活に支障をきたします。

腸腰筋（ちょうようきん）
下腹部深くで，腰椎および骨盤（腸骨）と大腿骨を結ぶ筋肉。足を前に振り出すときに使います。おとろえると，歩くスピードが遅くなり，つまづきやすくなります。

腓腹筋（ひふくきん）
ふくらはぎの筋肉。かかとを上げてつま先立ちをするときにはたらきます。おとろえると，足首のスナップ力が弱くなり，すいすいと歩けなくなります。

— 足腰の筋トレ —

簡単な筋トレで，足腰の筋肉をきたえよう！

日常生活では得られない強さの負荷をあたえる

下と右のイラストは，大殿筋，腸腰筋，大腿四頭筋，腓腹筋をきたえるための筋肉トレーニングです。道具を使う必要がないので，自宅で無理なく手軽に行えます。ていねいに大きな動作で行えば，十分な効果が得ることができます。きついと感じるぐらいまで，しっかりと負荷をかけるのがポイントです。ぜひ試してみてください。

スクワット

とくに大事な，大腿四頭筋・大殿筋をきたえます。

1

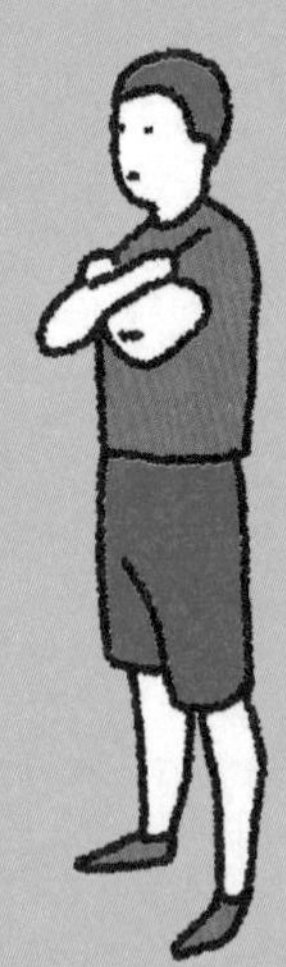

腕を前で組み，足を肩幅程度にとり，つま先をやや開いて立ちます。

2

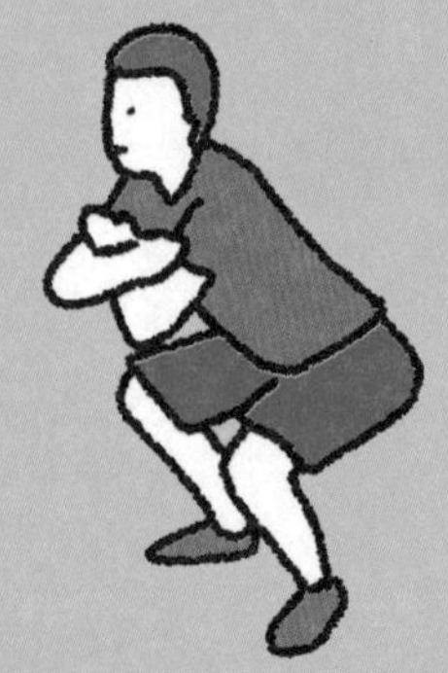

椅子に座るように上半身を前傾させながら，太ももと床が平行になるよりも深くお尻を下ろします。15回程度を目安にくりかえします。

ランジ

太もも・お尻・腸腰筋をきたえます。

1

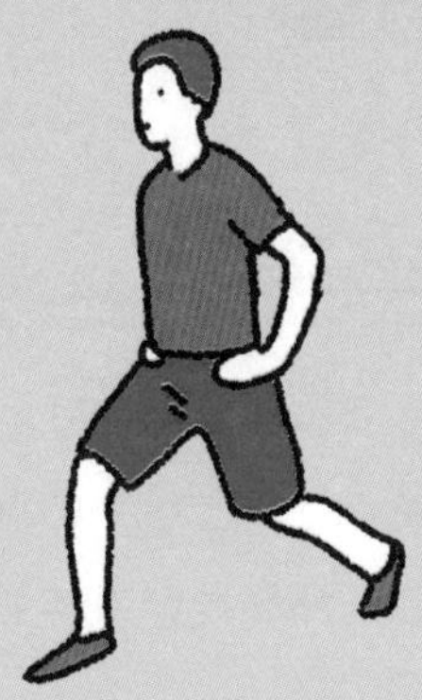

足を前に出し，上半身をやや前傾させます。

2

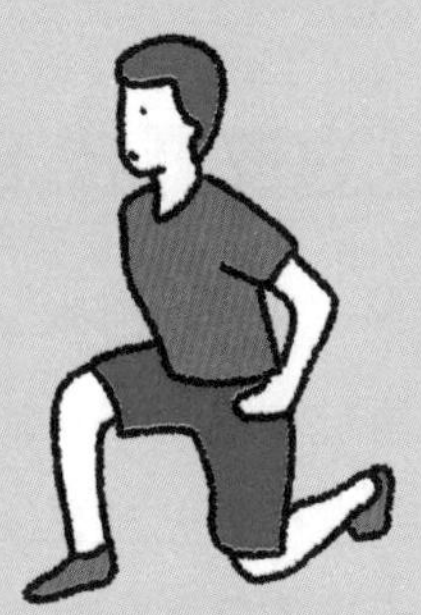

前に出した足のひざが突き出ないようにして，上体を前傾しながら腰を落とします。左ひざが床に触れるまで深くしゃがんで立ちます。10回程度を目安にして，足を変えて反対側も行います。

カーフレイズ

ふくらはぎの腓腹筋をきたえます。

1

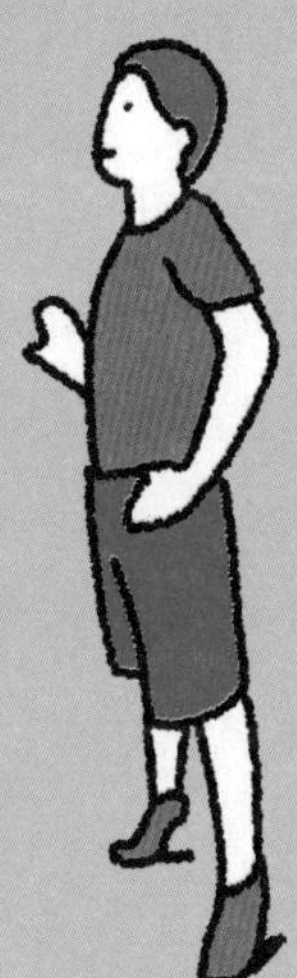

壁の横に立ち，手を壁に添えてつま先立ちをします。

2

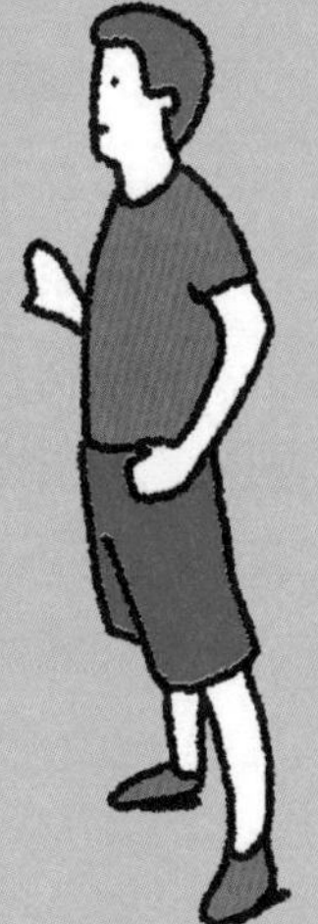

床につく直前までかかとを下ろして，ふたたび高く背のびをします。15回程度を目安に，できるかぎりくりかえします。

（出典：日経トレンディ 2019年7月号「筋肉貯金のための食事＆筋トレ最短ルート」）

―肌―

皮膚の表面は，脂でおおわれている

「表皮」「真皮」「皮下組織」の３層からなる

皮膚は，私たちの体のいちばん外側をおおっている組織です。細菌や有害な物質などが体内に侵入するのを防ぐバリアとしての機能や，外界からの刺激を受け取るセンサーの機能，汗をかいて体温を調節する機能などをもっています。

皮膚は，外側から，「表皮(ひょうひ)」「真皮(しんぴ)」「皮下組織」の３層でできています。皮膚の厚さは，場所によってことなります。表皮と真皮を合わせた厚さは，１～４ミリメートルほどです。

表面の「皮脂」が，水分の蒸発を防ぐ

表皮のいちばん上層には，「角質層」があります。角質層は，「角質細胞」という平たい細胞が重なった層です。角質細胞は，表皮の表面をきっちりとおおうことで，バリアとしての役割を果たします。

角質層では，角質細胞と角質細胞の間が多くの水分で満たされ，角質細胞内にも水分を保持する物質があります。**そして，角質層の表面は通常，「皮脂(ひし)」でおおわれています。**皮脂は，毛穴にある「皮脂腺(ひしせん)」から分泌される「トリグリセリド」などの脂質です。この脂質が，角質層から水分が蒸発するのを防いでいるのです。

正常な表皮と角質層

正常な表皮（A）と，正常な角質層の拡大図（B）をえがきました。
角質層の表面は，皮脂でおおわれています。

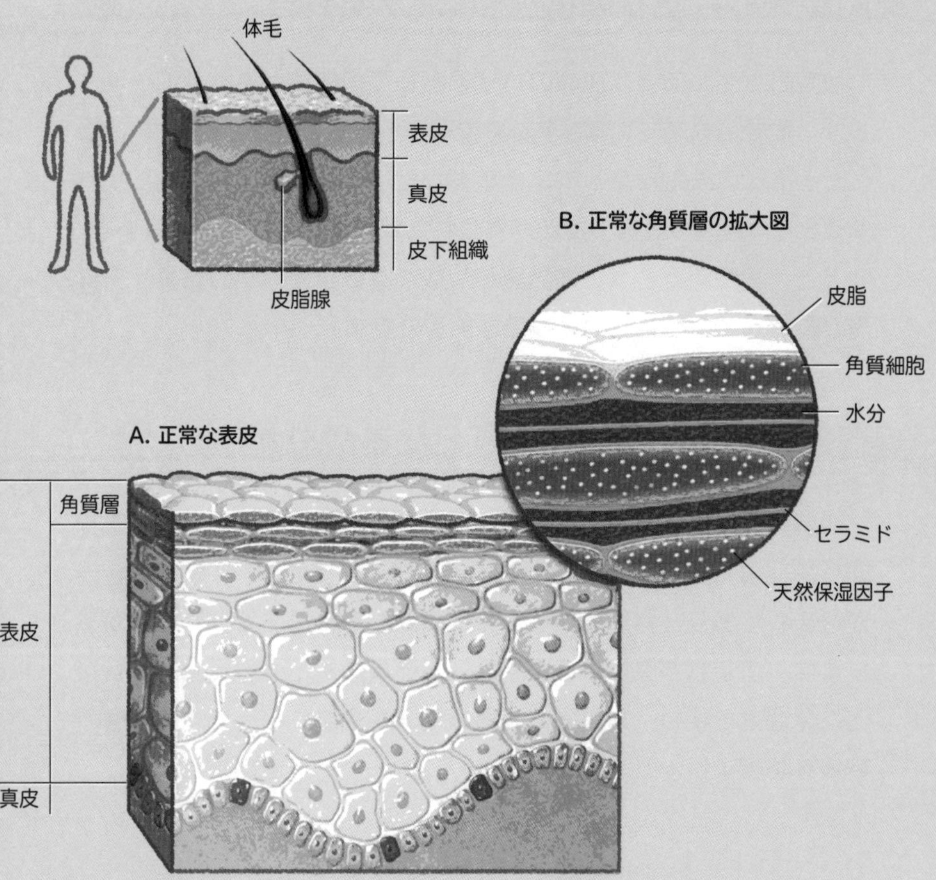

表皮のいちばん上層には，角質層があります。角質層の表面は，皮脂でおおわれて乾燥から守られています。角質層の中は，「セラミド」とよばれる物質のはたらきで水の層ができています。角質細胞内にも水分を保持する「天然保湿因子」が多くあり，肌のうるおいが保たれています。

— 肌荒れ —

角質層が乾燥すると，肌荒れが発生する

皮脂が失われた状態になることがある

肌荒れが生じると，皮膚のバリアとしての機能が失われてしまいます。**肌荒れを防ぐには，皮膚を乾燥から守ることがたいせつです。**

たとえば，洗剤を使って水仕事をしたり，お風呂で体を洗ったりすると，角質層の表面の皮脂が失われた状態になることがあります。すると，角質層から水分が蒸発しやすくなります。その結果，角質層が乾燥して，肌荒れが生じてしまうのです。

保湿剤には，皮脂のかわりとなる成分が

肌荒れを予防するためには，保湿剤をこまめに使うのがよいでしょう。 保湿剤には，皮脂のかわりとなる「グリセリン」などの成分が含まれており，角質層から水分が蒸発するのを防ぐはたらきがあります。肌荒れが気になるときは，水仕事のあとやお風呂あがりなどに保湿剤を使い，角質層の表面の油分を適度に保って，角質層の乾燥を防ぎましょう。

荒れた表皮と角質層

荒れた表皮（A）と，荒れた角質層の拡大図（B）をえがきました。
角質層の表面の皮脂が失われています。

B. 荒れた角質層の拡大図

角質細胞
皮脂と水分が失われる
減った水分
セラミド
天然保湿因子

A. 荒れた表皮

角質層
表皮
真皮

角質層の表面の皮脂が失われ，表面の角質細胞がはがれています。角質細胞どうしの間の水分が減り，角質細胞内の天然保湿因子も少なくなって，肌のうるおいが失われています。

荒れた表皮では，角質細胞がはがれているタコ。

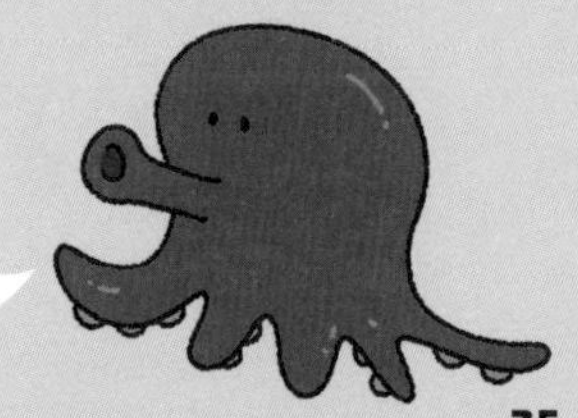

博士！
教えて!!

お肌の曲がり角って何？

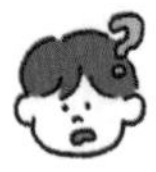

博士，お肌の曲がり角って何ですか？　うちのお母さんが，電話で話しているのを聞いちゃったんです。あっ，もしかして，ひじのあたりかな。曲げたら角っぽい！

ふぉ〜ふぉっふぉ。年齢による肌の変化があらわれる年ごろのことを，お肌の曲がり角というんじゃ。

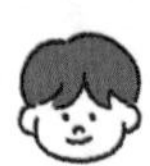

へぇ〜。

もともとは1960年代に，化粧品会社が「25歳はお肌の曲がり角」と書いた新聞広告を出したのがはじまりのようじゃの。最近では，「曲がり角は何度も来る」とか「実は40代」とか，いいたい放題じゃ。

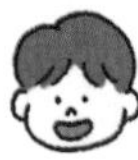

へぇ。じゃあ，ほんとは何歳なんですか？　曲がり角。

わからん。何歳でそう感じるかは，人それぞれじゃろ。それに，生まれた瞬間から，みな変化しておるわい。

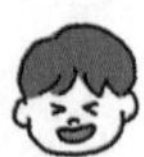

そっか。

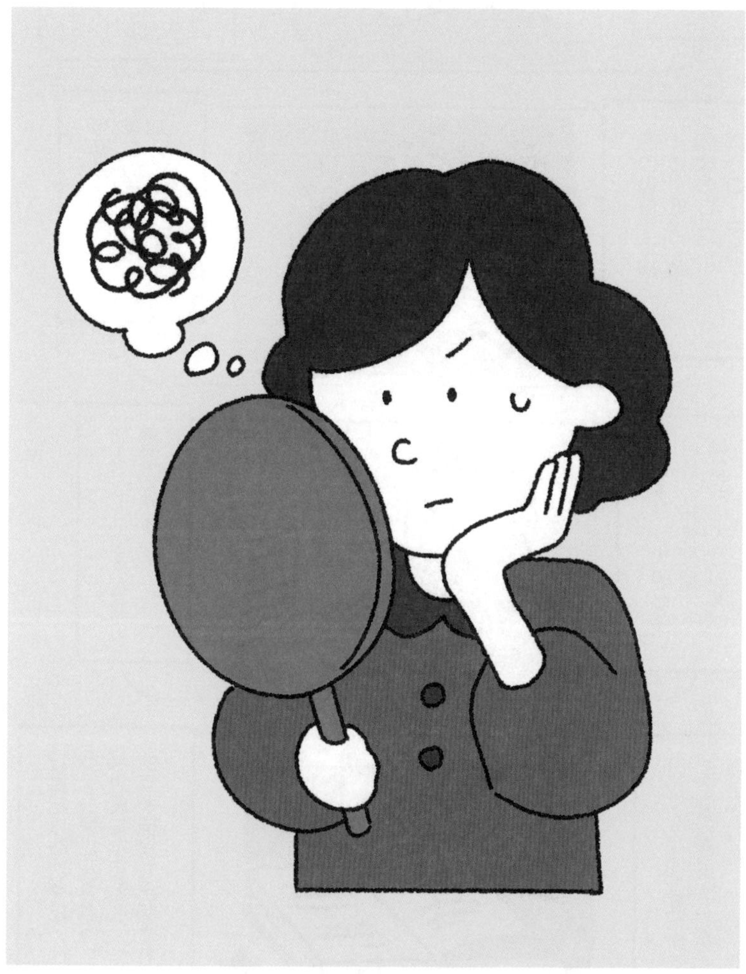

医師の君主

古代ローマの医学者のガレノス（129～216ごろ）は現在のトルコ西部のペルガモンに生まれた

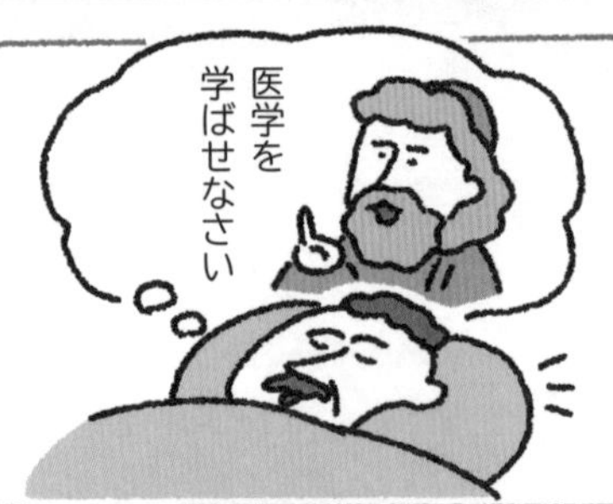

父が夢の中で神のお告げを受け医学の道に進ませた

20歳のころに現在のギリシャやエジプトへ遊学

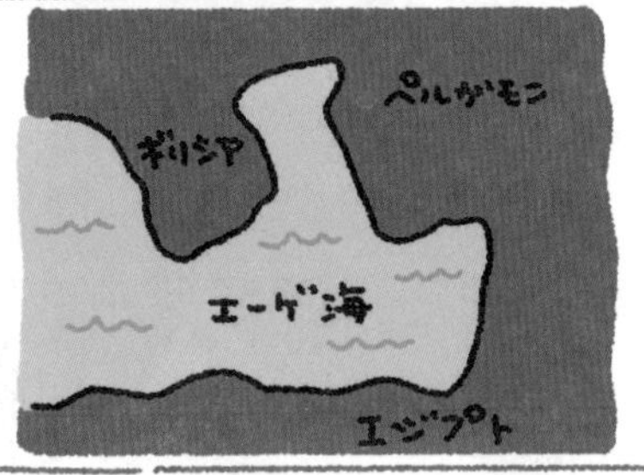

その後ローマやペルガモンで暮らし40歳のころに再びローマへ

ローマでは膨大な量の著書を執筆

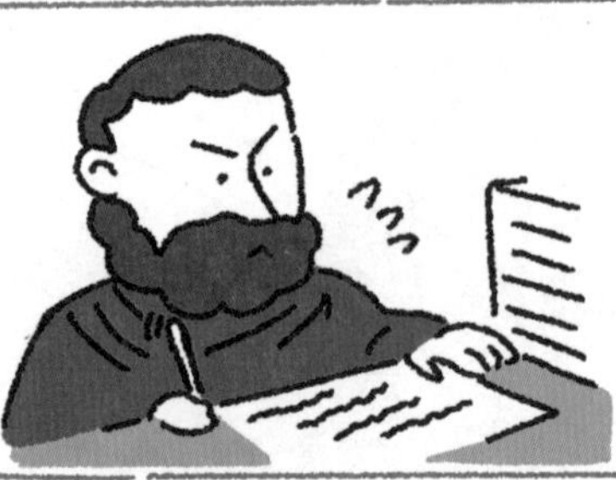

古代ギリシャの医学に自身の知見を加えて体系的にまとめあげた

12世紀以降次々にラテン語に訳され16世紀になると全集が何度も出版された

ガレノスは18世紀まで「医師の君主」として尊敬された

現存する最古の解剖学書

ガレノスはエジプトの
アレクサンドリアで
解剖学を学んだ

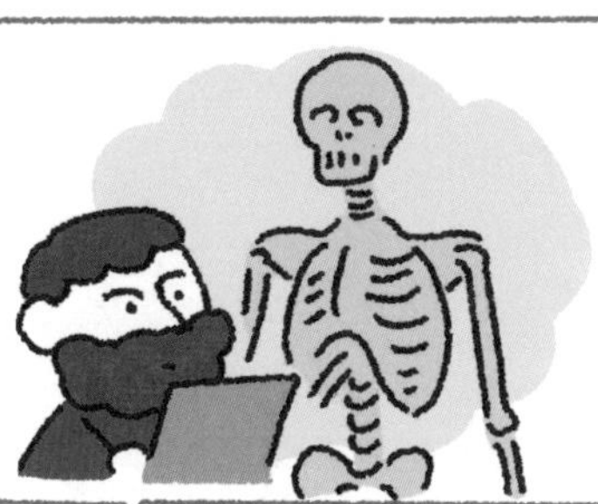

人間の骨格標本などを
観察したという

28歳のころに
ペルガモンで
剣闘士の医師になり
治療を通じて
解剖学的な知識を得た

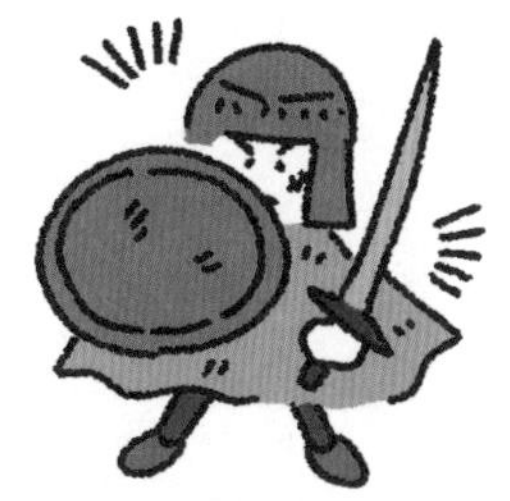

剣による深い傷を
「身体の窓」と表現した

ローマ時代は
ブタやサルなどの
動物を解剖

皇帝の飼っていた
ゾウを解剖した
ともいわれている

著書の
『身体諸部分の
用途について』は
現存する最古の
解剖学書とされる

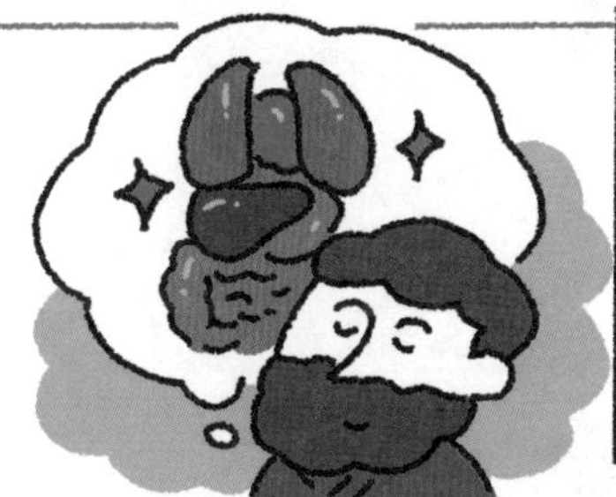

体の器官に
無駄なものは一つもなく
それぞれに役割が
あることを示している

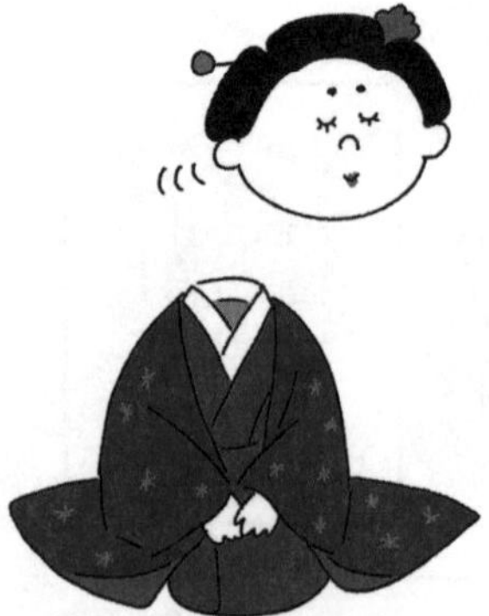

2. 鼻と肺，血管と心臓の取扱説明書

人間の鼻と肺は，家電製品でいえば，換気装置といえるでしょう。一方，血管と心臓は，電気を流すための導線といえるでしょう。第2章では，鼻と肺，血管と心臓の取り扱い方を紹介します。

— 呼吸器 —

鼻から肺まで，呼気と吸気がいったりきたり

吸いこむ空気を，「吸気」という

人は，呼吸をすることで酸素を体内に取り入れ，体内から二酸化炭素を排出しています。

外の空気を吸うときの入り口が，「鼻」と「口」です。**鼻や口から入った空気は，気管を通って肺へと運ばれます。**肺の中では気管から枝分かれした気管支を通り，肺のすみずみまで空気が送られます。こうした吸いこむ空気を，「吸気」といいます。

鼻を使う「鼻呼吸」のほうが望ましい

一方，空気を吐きだすときは，肺から気管を通って鼻や口から出ていきます。こうした吐きだす空気を，「呼気」といいます。呼吸では，呼気と吸気が，口や鼻から肺までを，いったりきたりしているのです。

呼吸では，口と鼻のどちらも使うことができます。**しかしできるだけ，鼻を使う「鼻呼吸」のほうが望ましいでしょう。**なぜなら鼻には，外の空気に含まれるちりやほこりを減らし，空気の温度と湿度を高める，すぐれた機能がそなわっているからです。

呼吸にかかわる体の部分

呼吸にかかわる体の部分をえがきました。鼻から吸った空気は，気管を通って肺へと運ばれます。

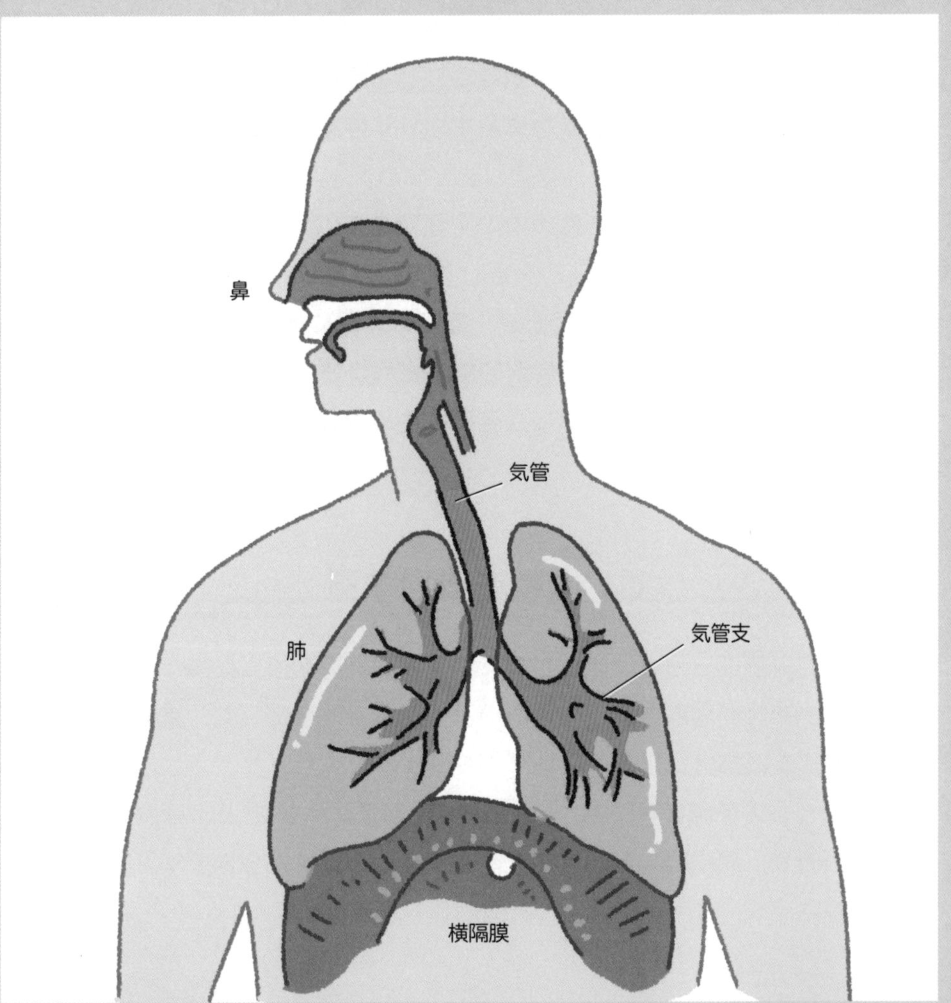

— 鼻呼吸 —

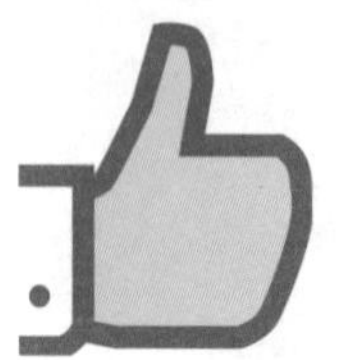

鼻は空気をきれいにし，温度と湿度も整える

湿度100％近くにまで加湿される

鼻呼吸では，鼻毛が，ちりやほこり，花粉などを取り除く，フィルターとしてはたらきます。鼻毛を切りすぎると，フィルターの機能が失われてしまうので，注意しましょう。

鼻から吸った空気は，鼻の中の空間である「鼻腔（びくう）」に運ばれます。鼻腔の壁には，「鼻甲介（びこうかい）」とよばれる突起があり，空気はそのすき間を通って進みます。**このとき，空気は体温に近い34℃程度まで温められ，湿度100％近くにまで加湿されます。**鼻呼吸をすることで，気管や肺が冷たく乾燥した空気にさらされることを，ふせぐことができるのです。

空気を吐きだして，異物を排出する

鼻腔の壁は，粘膜でおおわれています。鼻の粘膜に異物が付着すると，神経が刺激され，いきおいよく空気を吐きだして，異物を強制的に外に排出します。これが，くしゃみです。

子どもの鼻腔の奥には，「咽頭扁桃（いんとうへんとう）（アデノイド）」とよばれる部分があり，病原菌などの異物を除去するためにはたらきます。咽頭扁桃は，成人までに，ほとんど退縮してしまいます。

鼻呼吸のしくみ

鼻呼吸のしくみをえがきました（1～4）。鼻で吸うほうが，よりきれいで，より温かく湿った空気を，気道や肺に届けることができます。

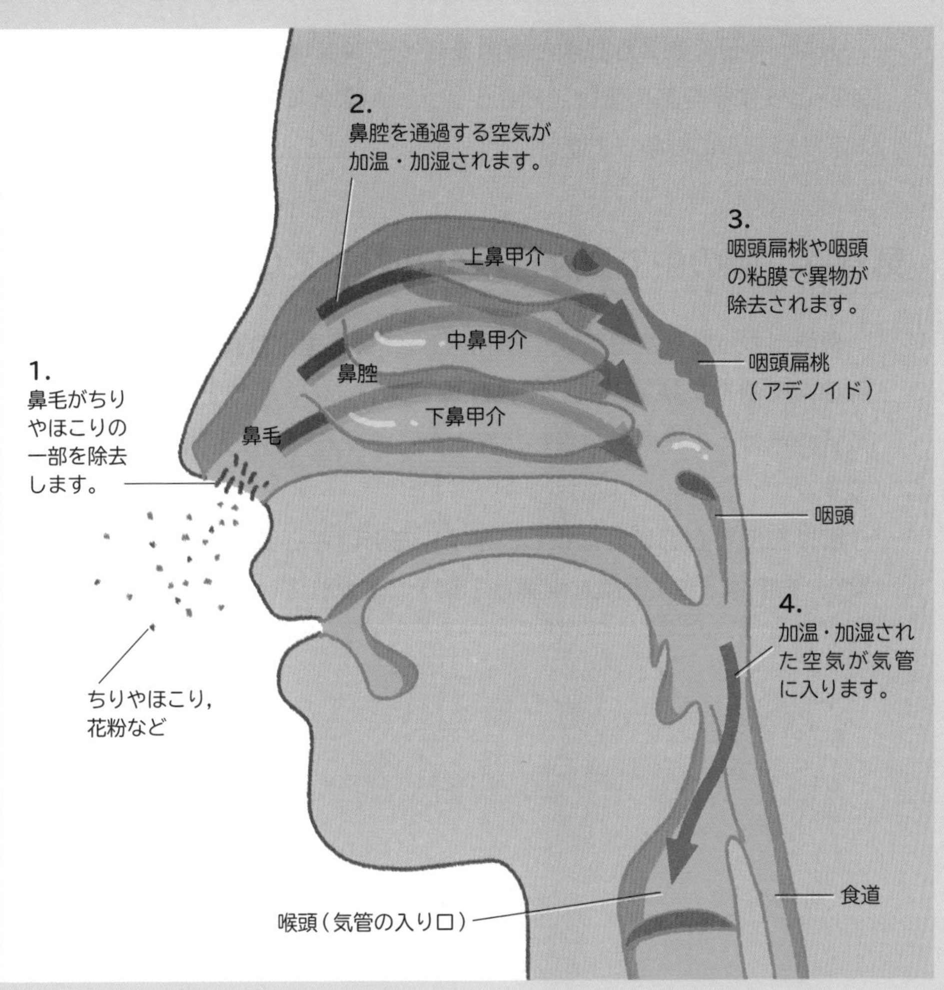

— 肺 —

肺の中は，枝分かれした気管支でびっしり

1日で約1万リットル

人は，1日に約2万回ほど呼吸を行っています。 1回に吸ったり吐いたりする空気の量は，約0.5リットルほどです。1日では，約1万リットルにもなります。

気管は，肺の中で次々に枝分かれしていく

鼻や口から吸った空気は，気管を通って肺に運ばれます。**気管は，肺の中で次々に枝分かれしていきます。** これを気管支といいます。気管や気管支の粘膜に付着した異物を排除するためにおきるのが咳（せき）です。

肺は左肺と右肺に分かれています。左肺はさらに二つ（上葉と下葉），右肺は三つ（上葉と中葉と下葉）に分かれています（右のイラスト）。

肺の構造と気管支

肺の構造（A）と，気管支（B）をえがきました。気管支の先には，肺胞があります（49ページ）。

A. 肺の構造

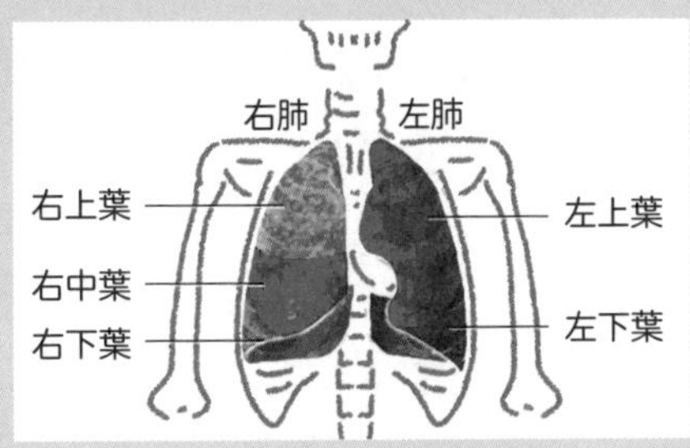

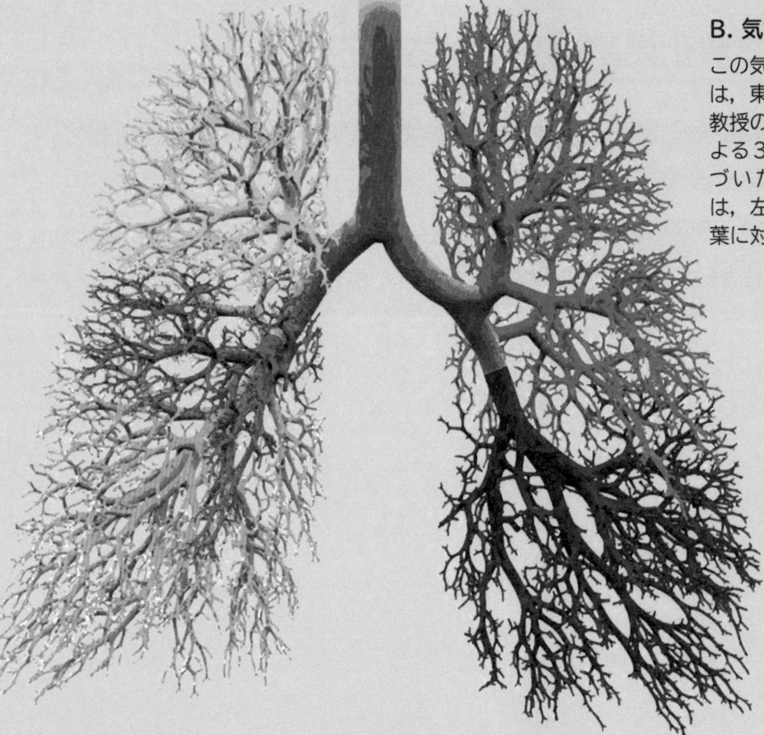

B. 気管支

この気管支のイラストは，東京農工大学客員教授の北岡裕子博士による3Dモデルにもとづいたものです。色は，左上に示した各肺葉に対応しています。

— 肺胞 —

酸素は血液に，二酸化炭素は肺胞に

小部屋の数は，合計約３億個にもなる

気管支が16回ほど枝分かれして，最後に行き着くのが，「肺胞（はいほう）」です。 肺胞は，球状の小さな部屋が集まったブドウの房のような構造をしています。一つの部屋は，数の子一粒よりも小さく，その数は左右の肺を合わせると約３億個にもなります。肺胞の壁の表面積は，畳40畳分もあります。

酸素と二酸化炭素の交換がおきる

吸った空気に含まれる酸素（O_2）は，肺胞と血管の壁を通過して，血液に移ります。 その逆に，血液に含まれていた二酸化炭素（CO_2）が，血管と肺胞の壁を通過して，空気に移ります。こうして酸素と二酸化炭素の交換（ガス交換）がおきたあと，空気は外へ吐きだされます。

肺胞

一部分を切りとった肺胞をえがきました。肺胞の壁の外側には，細い血管がはりめぐらされており，その中を血液が流れています。空気と血液の間で，酸素と二酸化炭素のガス交換が行われます。

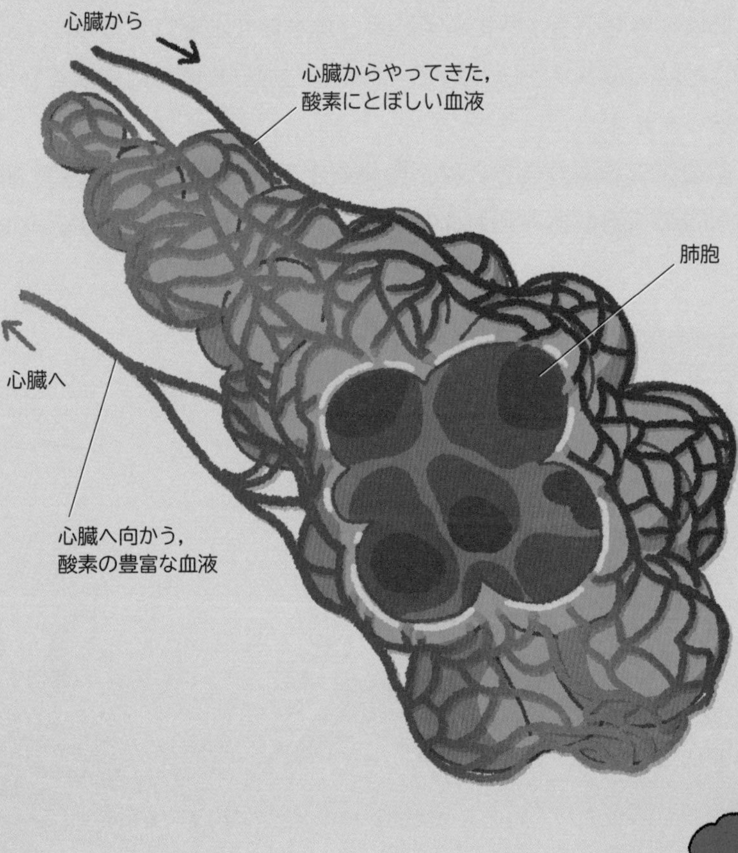

心臓から

心臓からやってきた，
酸素にとぼしい血液

肺胞

心臓へ

心臓へ向かう，
酸素の豊富な血液

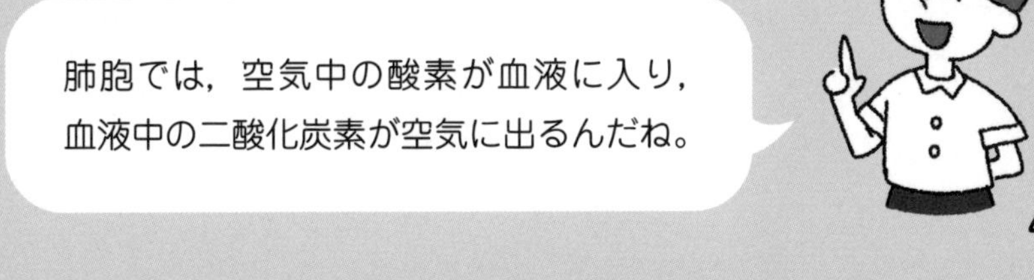

肺胞では，空気中の酸素が血液に入り，
血液中の二酸化炭素が空気に出るんだね。

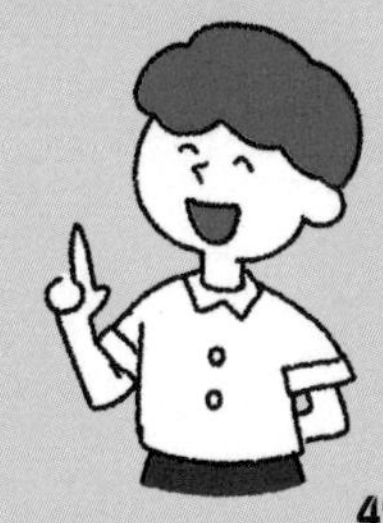

— 呼吸筋 —

呼吸筋が，肺をふくらませたり，しぼませたりする

肺は，自力でふくらんだりしぼんだりはしない

肺は，息を吸うときにふくらみ，息を吐くときにしぼみます。しかし肺は，肺みずからの力で，ふくらんだりしぼんだりするわけではありません。

肺の大きさを変えるのは，肋骨(ろっこつ)を上下させる「肋間筋(ろっかんきん)」と，胸とおなかの境目にある「横隔膜(おうかくまく)」などのはたらきによります。肺を動

呼吸筋のはたらき

息を吸うとき(A)と，息を吐くとき(B)の，呼吸筋のはたらきをえがきました。外呼吸筋と内呼吸筋のはたらきによって，肺がおさまっている胸郭の大きさが変化します。

A. 息を吸うとき

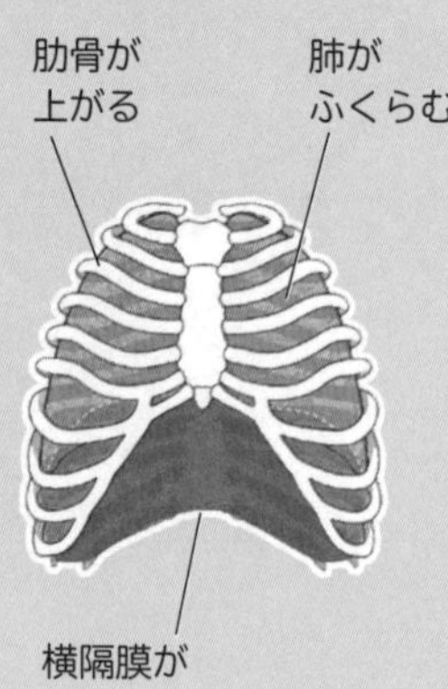

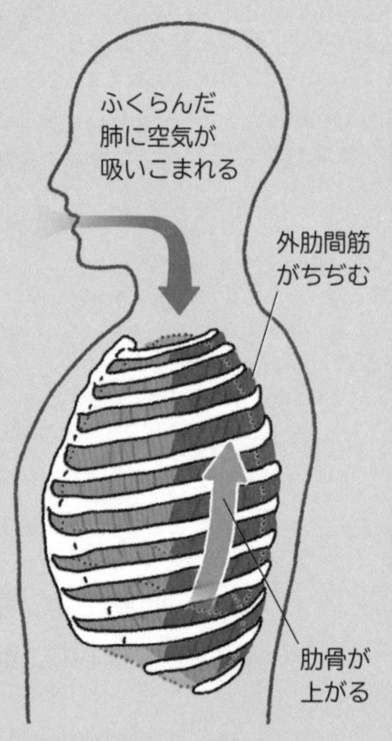

かすこれらの筋肉は，まとめて「呼吸筋」とよばれます。

息を吸うときは，肋骨が引き上げられる

肋間筋は肋骨どうしをつなぐ筋肉で，外層の「外肋間筋（がいろっかんきん）」と，内層の「内肋間筋（ないろっかんきん）」からなります。

息を吸うときは，主に外肋間筋が収縮して，肋骨が引き上げられるとともに，横隔膜が下がります。 こうして，肺をおさめる胸郭（きょうかく）が広がり，肺がふくらみます。**一方，息を吐くときは，主に内肋間筋が収縮して，肋骨が引き下げられるとともに，横隔膜が上がります。** こうして胸郭がせまくなり肺がしぼみます。これが，肺がふくらんだりしぼんだりするしくみです。

B. 息を吐くとき

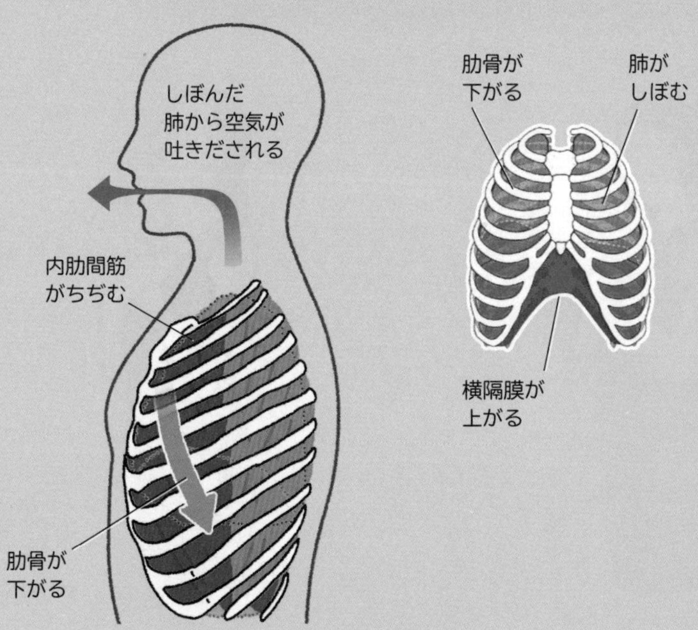

— 呼吸筋のストレッチ —

ストレッチで，呼吸筋をきたえよう！

体全体の不調をまねく

加齢によって呼吸筋がおとろえると，呼吸筋のはたらきが弱くなり，肺を十分にふくらませたりしぼませたりすることがむずかしくなります。そうすると，息苦しさを感じるようになり，体全体が不調におちいってしまいます。

また，緊張や不安にさらされたときにも，息苦しさを感じること

肺を広げる呼吸筋のストレッチ

1

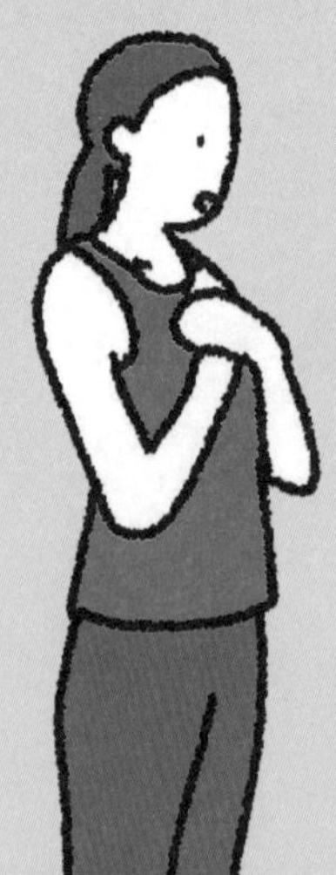

両手を胸にあてて，ゆっくり息を吐きます。

2

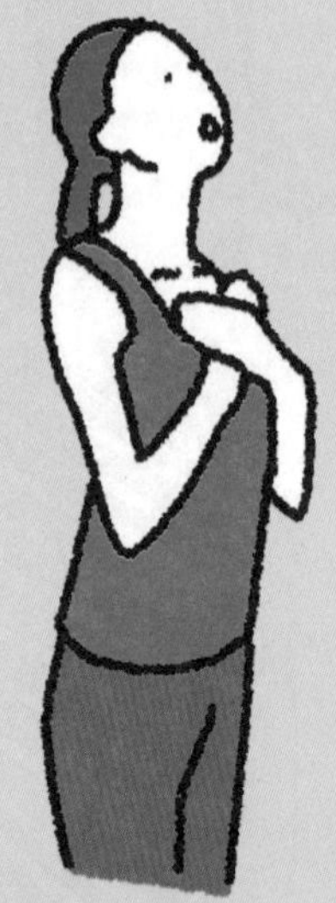

ゆっくり息を吸いながら，手で胸を押し下げます。息を吸いきったら，息を吐きながら1にもどります。

があります。これは，脳からの呼吸筋を動かすための信号が乱れ，呼吸筋のはたらきが一時的に悪くなるためだといいます。

呼吸筋のおとろえを防ぐ

下のイラストは，「呼吸筋ストレッチ体操」とよばれる，呼吸筋をのばすストレッチングの一部です[※1]**。** いちどに3～10回程度を目安に，毎日数回行い，呼吸筋のおとろえを防いだり，呼吸筋のはたらきを改善したりします。ぜひ試してみてください。

※1：呼吸筋ストレッチ体操は，NPO法人安らぎ呼吸プロジェクトのウェブサイト（https://yasuragi-iki.jp/）や，独立行政法人環境再生保全機構のウェブサイト（https://www.erca.go.jp/）で，くわしく紹介されています。

肺をしぼませる呼吸筋のストレッチ

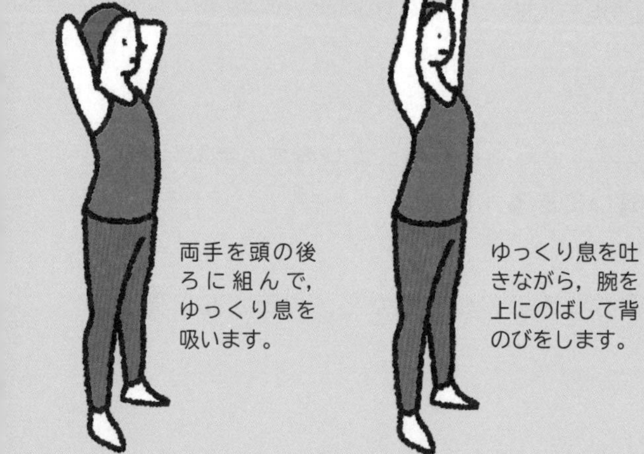

1 両手を頭の後ろに組んで，ゆっくり息を吸います。

2 ゆっくり息を吐きながら，腕を上にのばして背のびをします。

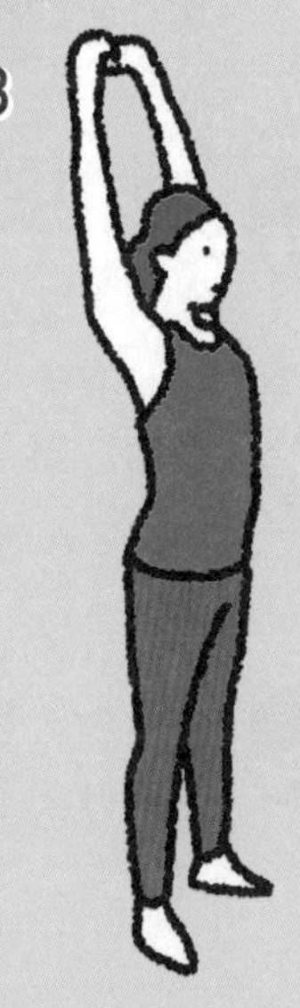

3 首を前に倒し，腕をうしろに引きながらさらに息を吐きます。息を吐ききったら1にもどります。

博士！
教えて!!

鼻くそって何？

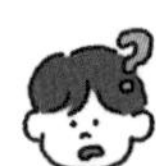

博士，鼻くそって何でできているのですか。

ふむ。鼻くそは，空気中のほこりやごみが，鼻水とまざって固まったものじゃ。

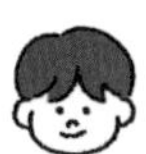

へぇ〜。じゃぁ，鼻水って何なのですか？

鼻水は，鼻の粘膜から出る粘液じゃ。鼻は，空気といっしょにほこりやごみが体のなかに入らないように，鼻毛で防いだり粘膜でつかまえたりしておる。それが，鼻くそになるんじゃ。

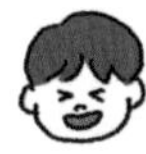

鼻すごい！　鼻くそは，鼻ががんばった証拠だったんですね。

うむ。鼻くそは，正式名称も鼻くそじゃぞ。論文にも，「鼻くそ」と書いてあるんじゃ。

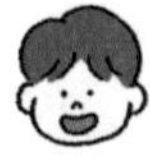

へぇ〜。今度おっきいのがとれたら，お母さんに見せてあげよ！

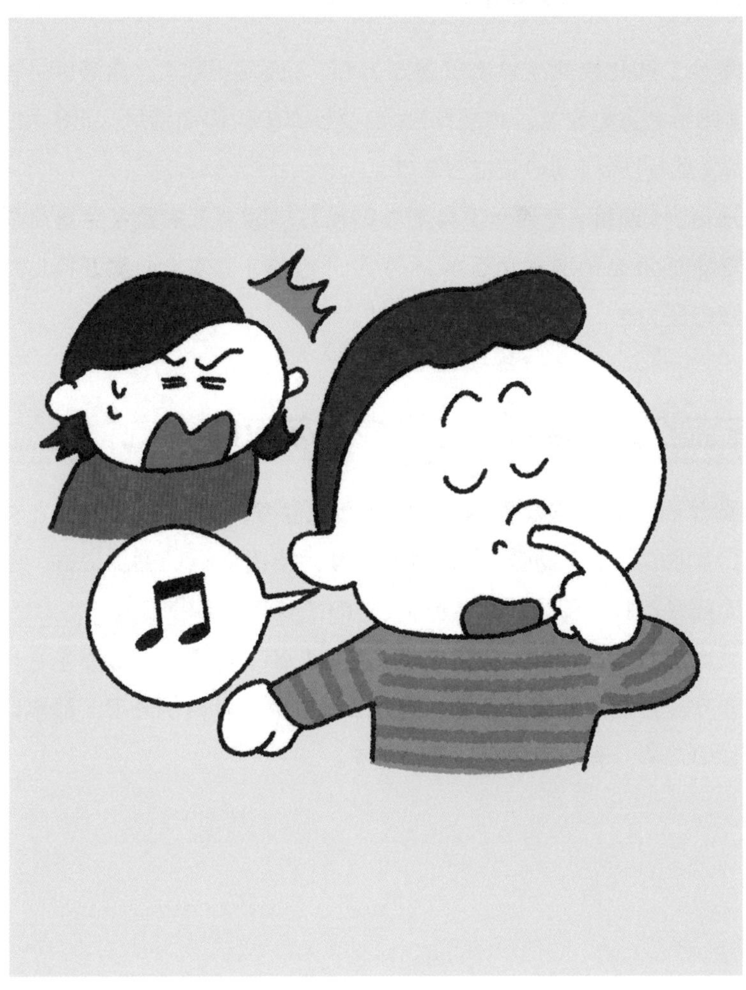

— 血管と血液 —

血管は，酸素と栄養を届ける流通網

血液は，体重の約８％を占める

酸素や二酸化炭素を体内で運ぶのが，「血液」です。血液は，体重の約8%を占めます。体重60キログラムの人の血液は，4.8キログラム（約5リットル）になります。

血液は，「血管」を通って体内を循環し，酸素と栄養を全身に届けます。血液を循環させるポンプが，「心臓」です。心臓が押しだす血液の圧力を，「血圧」といいます。

動脈を流れる血液は，あざやかな赤色

心臓から出て，体の各部へと向かう血管が，「動脈」です。とくに太い動脈は，「大動脈」とよばれます。皮膚に近い動脈には，さわって脈がとれる部分があります（右のイラストの○印）。

動脈を流れる血液は，酸素を多く含むため，あざやかな赤色をしています。ただ，心臓から肺へ向かう肺動脈だけは例外で，酸素にとぼしいため，暗い赤色をしています。

主な動脈

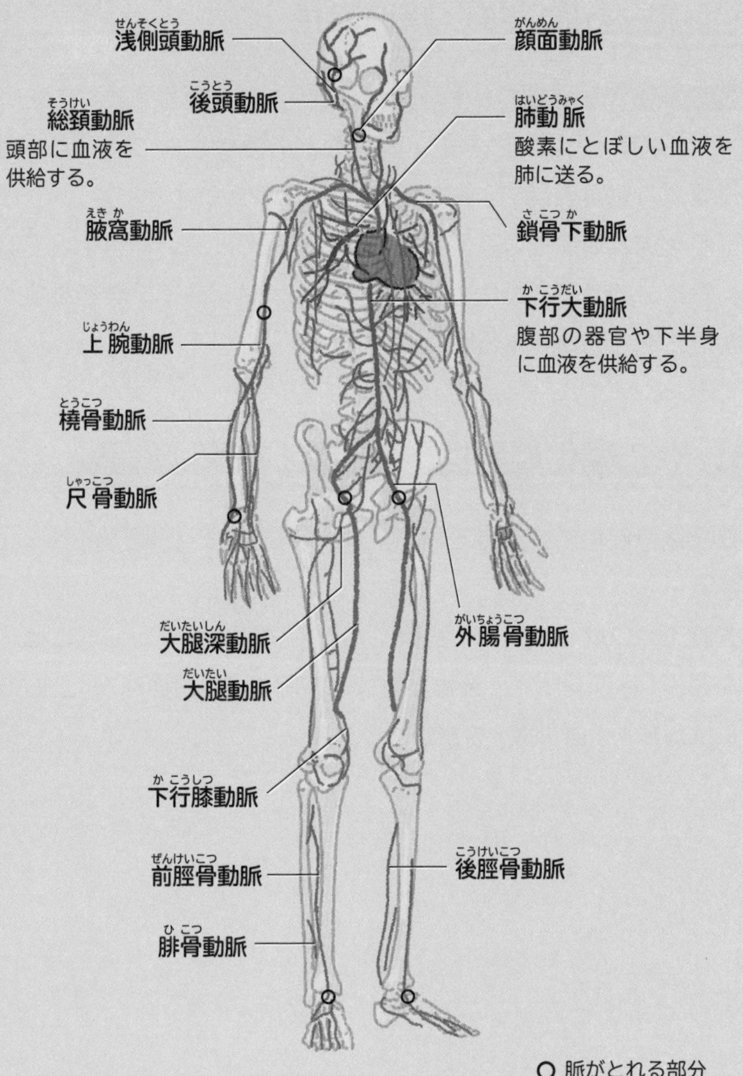
浅側頭動脈
顔面動脈
後頭動脈
総頚動脈
頭部に血液を供給する。
肺動脈
酸素にとぼしい血液を肺に送る。
腋窩動脈
鎖骨下動脈
下行大動脈
腹部の器官や下半身に血液を供給する。
上腕動脈
橈骨動脈
尺骨動脈
外腸骨動脈
大腿深動脈
大腿動脈
下行膝動脈
前脛骨動脈
後脛骨動脈
腓骨動脈
○ 脈がとれる部分

— 血管と血液 —

採血や点滴で，針をさされるのは静脈

静脈を流れる血液は，暗い赤色

体の各部から心臓へともどる血管が「静脈」です。とくに太い静脈は「大静脈」とよばれます。採血などの静脈注射では，肘(ひじ)の内側の皮膚近くを通る「肘正中皮静脈(ちゅうせいちゅうひ)」がよく使われます。

静脈を流れる血液は，酸素にとぼしいため，暗い赤色をしています。ただ，肺から心臓にもどる肺静脈だけは例外で，酸素を多く含むため，あざやかな赤色をしています。

栄養分や二酸化炭素は，「血漿」で運ばれる

血液は，液体成分である「血漿(けっしょう)」と，細胞などの「血球」からなります。

栄養分や二酸化炭素は，血漿に溶けて運ばれます。血球には，酸素を運ぶ「赤血球」や，異物と戦って排除する「白血球」，止血のためにはたらく「血小板」などがあります。

主な静脈

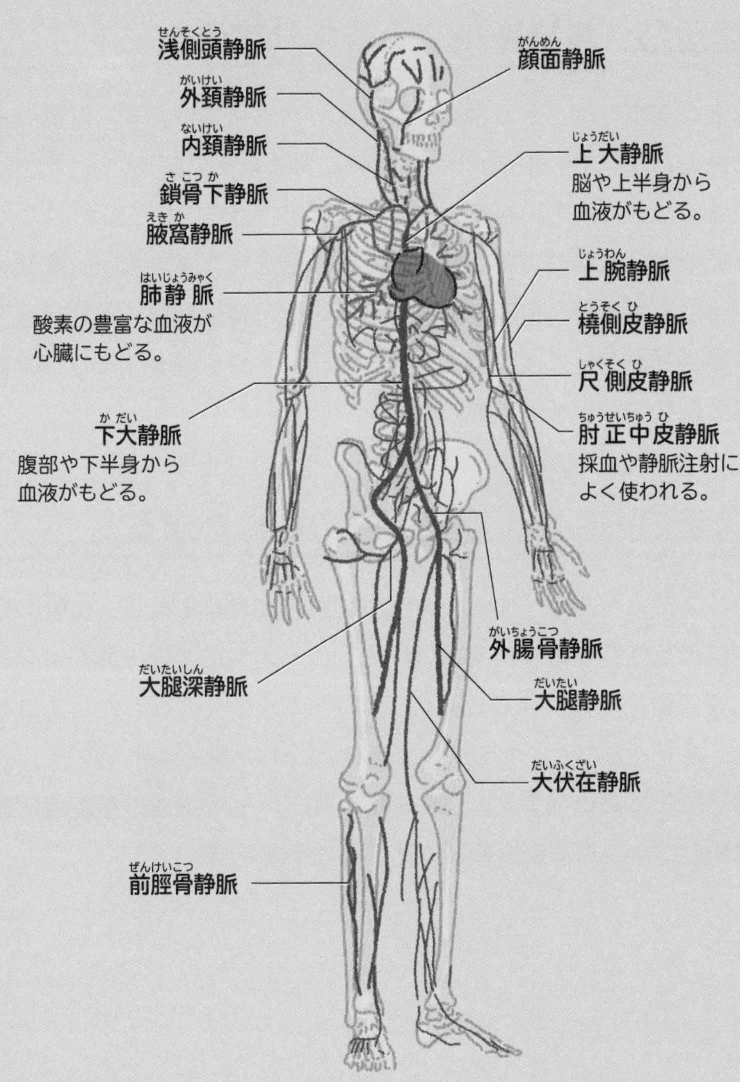
浅側頭静脈
外頸静脈
内頸静脈
鎖骨下静脈
腋窩静脈
肺静脈
酸素の豊富な血液が
心臓にもどる。
下大静脈
腹部や下半身から
血液がもどる。
大腿深静脈
前脛骨静脈
顔面静脈
上大静脈
脳や上半身から
血液がもどる。
上腕静脈
橈側皮静脈
尺側皮静脈
肘正中皮静脈
採血や静脈注射に
よく使われる。
外腸骨静脈
大腿静脈
大伏在静脈

― 動脈硬化 ―

脂っこい食事などが，血管をかたくする

コレステロール濃度が，高くなりすぎる

血液の血漿には，さまざまな栄養素が含まれています。脂質の一種である「コレステロール」も，血漿に含まれる栄養素の一つです。コレステロールは，細胞膜やホルモンなどの材料になります。

ところが，脂肪分の多い肉や卵，乳製品を食べ過ぎたり，運動不足だったりすると，血液中のコレステロール濃度が高くなりすぎてしまいます。そしてその状態がつづくと，「動脈硬化(どうみゃくこうか)」という血管の病気になってしまいます。

コレステロールが，血管の壁の中にたまる

コレステロールは，血管の内壁の細胞のすきまを通り，血管の壁の中に入る性質があります。コレステロールや白血球の死がいなどが血管の壁の中にたまると，「アテローム」とよばれるかたまりとなり，血管がかたく，せまくなります。これが動脈硬化です。

動脈硬化が進行すると，「脳血管障害」や「心筋梗塞(しんきんこうそく)」などの，命に危険がおよぶ病気を引きおこすことがあります。

動脈硬化がおきた血管

動脈硬化をおこして，せまくなった血管をえがきました。動脈硬化をおこした血管の内壁が傷つくと，血小板が集まり，血のかたまりができます。血のかたまりが大きくなると，血管を完全にふさいでしまいます。

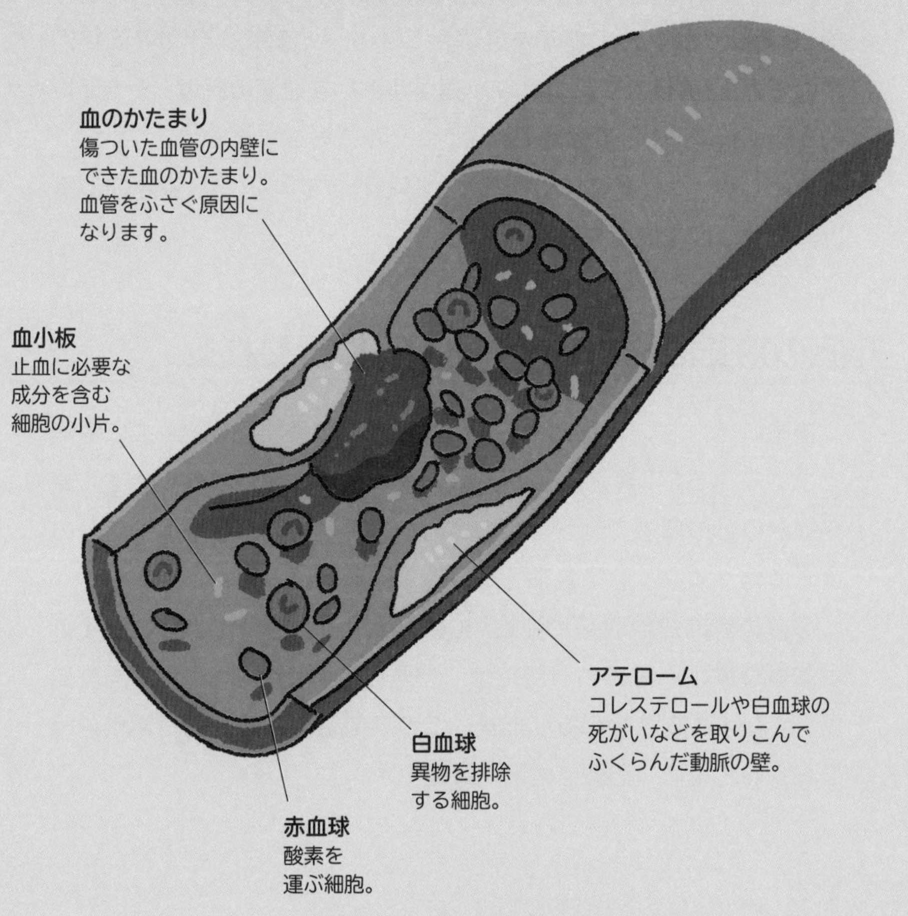

— 心臓 —

心臓は，1分間に約5リットルの血液をプッシュ

1回の収縮で，約70ミリリットル

血液の循環をになうポンプが，心臓です。心臓は，1回の収縮で，約70ミリリットルの血液を吐きだします。心臓の1分間の収縮回数は，70回前後です。つまり心臓が吐きだす血液の量は，1分間に約5リットル，1日では約7000リットルにもなります。

しばしば，「心臓は左にある」といわれます。しかし実際の心臓は，体のほぼ中央にあります。

心臓の拍動は脳からの信号なしに行われる

筋肉には，主に骨格にそってついている「骨格筋」と，主に内臓についている「平滑筋（へいかつきん）」と，心臓の「心筋」の3種類があります。骨格筋が自分の意志で動かせるのに対して，平滑筋と心筋は，自分の意志で動かすことはできません。

心臓の規則的な収縮と弛緩（拍動（はくどう））は，心臓自身によってつくられています。心臓の右心房には，特殊な細胞が集まった，「洞房結節（どうぼうけっせつ）」とよばれる場所があります。この洞房結節が規則的に電気信号を発することで，心臓は拍動するのです。

正常な心臓

正常な心臓をえがきました。洞房結節が発した電気信号は，まず左心房と右心房を収縮させます。その後，房室結節を経由して，左心室と右心室を収縮させます。血液は，心房から心室へ移動し，心室から吐きだされます。

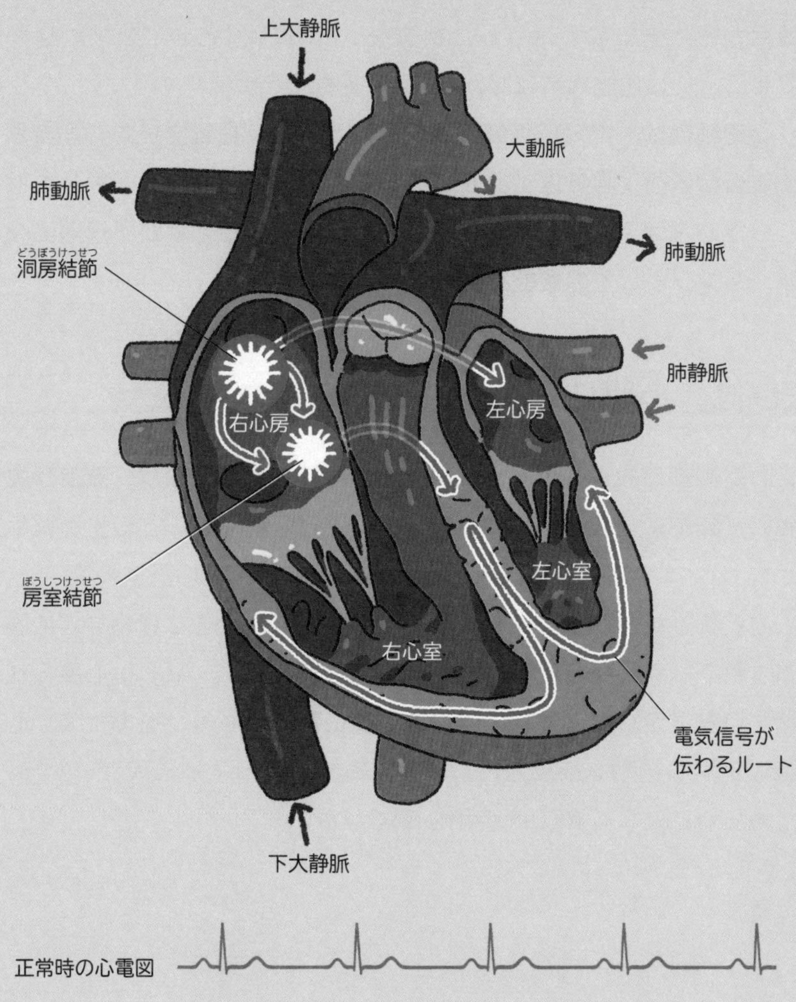

— 心室細動 —

電気信号の混乱で，心室がけいれん

無秩序な電気信号が発せられる

何らかの原因によって，心臓の拍動の速度が変わったり，収縮と弛緩が不規則になったりした状態を，「不整脈」といいます。なかでも，とくに危険な不整脈が，「心室細動」です。

心室細動は，電気信号の伝達に混乱が生じ，電気信号が心室のさまざまな場所で無秩序に発せられることでおきます。心室細動をおこした心臓は，心室が小きざみにふるえ，収縮と弛緩が不規則になり，ポンプとしての機能を失ってしまいます。

AEDは，心臓に電気ショックをあたえる

心室細動がおきると，全身に血液が届けられなくなり，意識が失われ，非常に危険な状態になります。1分経過するごとに生存確率が約10%ずつ減っていき，10分程度経過すると死に至ります。

心室細動をおこした人を救うための装置が，大きな建物などに設置されている「AED（自動体外式除細動器）」です。AEDは心臓の状態を自動判定し，必要性に応じて心臓に電気ショックをあたえ，心臓に正常な拍動を取りもどします。意識を失っている人がいたら，ためらうことなくAEDを使用してください。

心室細動をおこした心臓

心室細動をおこした心臓をえがきました。心室のさまざまな場所で電気信号が無秩序に発せられています。心室細動の発生から数分以内であれば，電気ショックによって電気信号の足並みをそろえ，正常な状態へ回復させることができます。

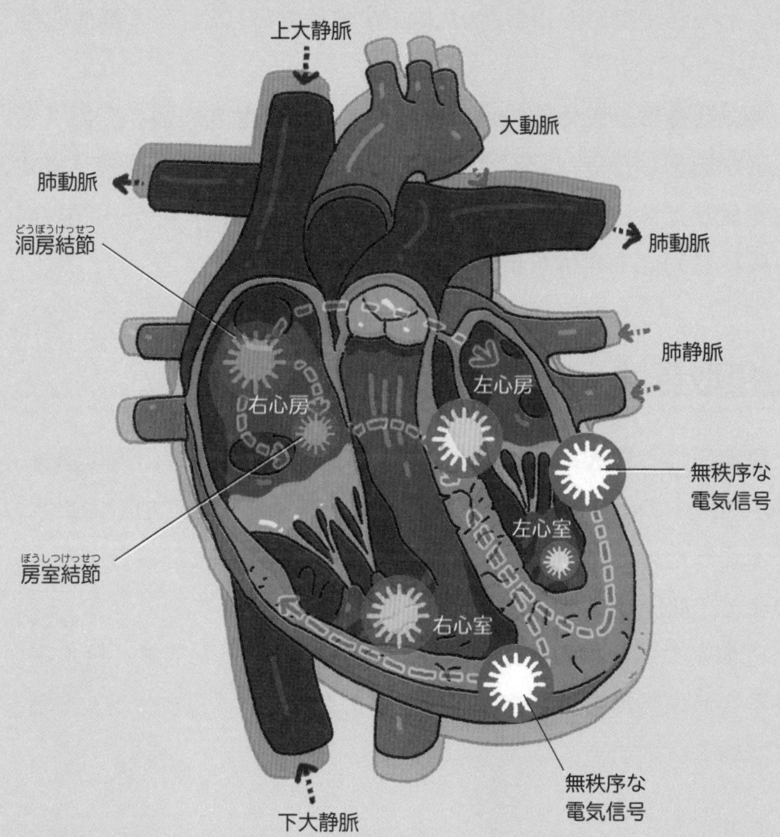

心室細動時の心電図

— 高血圧 —

高血圧症は，サイレントキラー

血管が破裂したり，心不全をおこしたりする

血圧は，日ごろから必ず把握しておきたい，重要な健康の指標です。上の血圧が140以上，または下の血圧が90以上で，「高血圧症」と診断されます※1。

高血圧症は，生活習慣病の一つです。治療せずに放っておくと，血管が破裂したり，心不全をおこしたりする危険性が高まります。自覚症状がないまま進行するので，「サイレント・キラー（静かなる殺し屋）」ともよばれます。

塩分摂取量は，１日６グラム未満に

高血圧症の原因の一つは，塩分（塩化ナトリウム）の取り過ぎです。血液中のナトリウムがふえ，それを薄めるために血管内の水分がふえるため，血圧が上がるのです。日常的に多くの塩分をとっていると，血圧がつねに高いままになってしまいます。

日本人の塩分摂取量は，平均で1日約10グラムです。日本高血圧学会減塩委員会は，高血圧症予防のために，1日6グラム未満をすすめています。

※1：血圧は，上の血圧と下の血圧の，二つの数値であらわします。上の血圧は，心臓の筋肉が収縮して血液を押おしだしたときの，「最高血圧（収縮期血圧）」です。下の血圧は，心臓の筋肉がゆるんだときの，「最低血圧（拡張期血圧）」です。

血圧の値と危険度

血圧の値と危険度を，表にまとめました。この表は，絶対的な基準ではなく，大まかな目安です。

危険度	血圧（mmHg）	分類
診察と治療が必要な状態	上の血圧**180**以上 または 下の血圧**110**以上	**重症高血圧**（III度高血圧）
	上の血圧**160～179** または 下の血圧**100～109**	**中等症高血圧**（II度高血圧）
	上の血圧**140**以上 かつ 下の血圧**90**未満	**収縮期高血圧**
生活環境の改善が必要な状態	上の血圧**140～159** または 下の血圧**90～99**	**軽症高血圧**（I度高血圧）
	上の血圧**130～139** または 下の血圧**85～89**	**正常高値血圧**
正常値の範囲	上の血圧**120～129** または 下の血圧**80～84**	**正常血圧**
	上の血圧**120**未満 かつ 下の血圧**80**未満	**至適血圧**　心血管病の累積死亡率が最も低く，最も望ましい血圧です。

（出典：『高血圧治療ガイドライン』，編／日本高血圧学会）
（出典：Newton別冊『からだの検査数値 新装版』）

上の血圧が140以上，または下の血圧が90以上で，高血圧症と診断されるのだ。

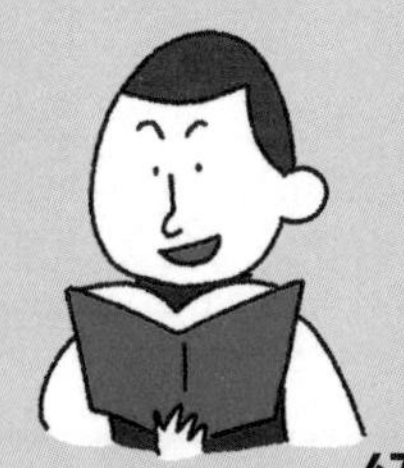

歴史的大プロジェクト

ブリュッセル出身の医師で解剖学者のアンドレアス・ヴェサリウス（1514～1564）

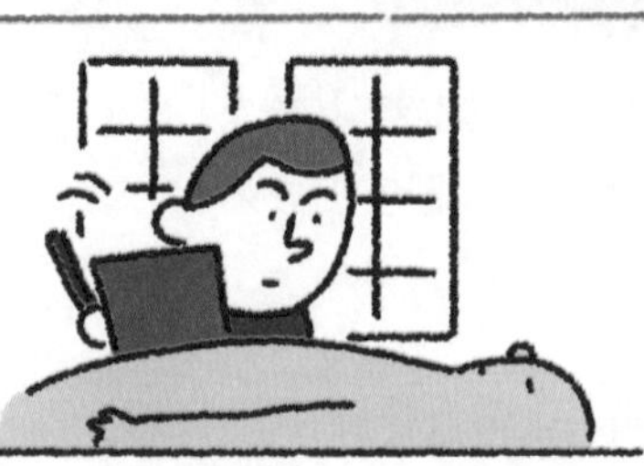

代々宮廷医師の家系で医学の道に進み解剖学に熱中した

解剖の機会を求めて死刑場に放置された死体を解剖した

さらには骨格標本をつくるために墓地で墓を掘り返した

1543年、『ファブリカ』と『エピトメー』という解剖学の著書を出版

精密で迫力のある解剖図が注目を集めた

解剖図はプロの版画家がえがき最新の活版印刷の技術が活用された

ヴェサリウスの学術に芸術と印刷技術を融合した大プロジェクトだった

医学のあり方を改革

『ファブリカ』と『エピトメー』には共通の扉絵が使われている

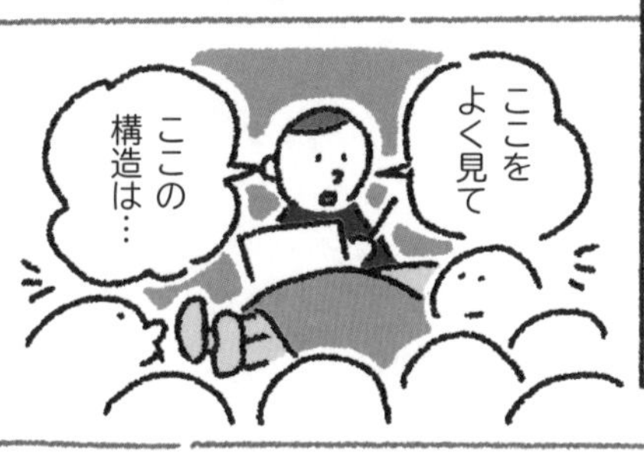

そこには大勢の人々の前で解剖するヴェサリウスがえがかれている

当時の大学の解剖学の授業では教授はガレノスの医学書を読むだけ

解剖は助手が行い医学書の内容通りであることを確認するかたちだった

ヴェサリウスは23歳でパドヴァ大学の教授になると自ら解剖を行った

私がやります

自ら執刀することでガレノスの医学書の誤りに気づいた

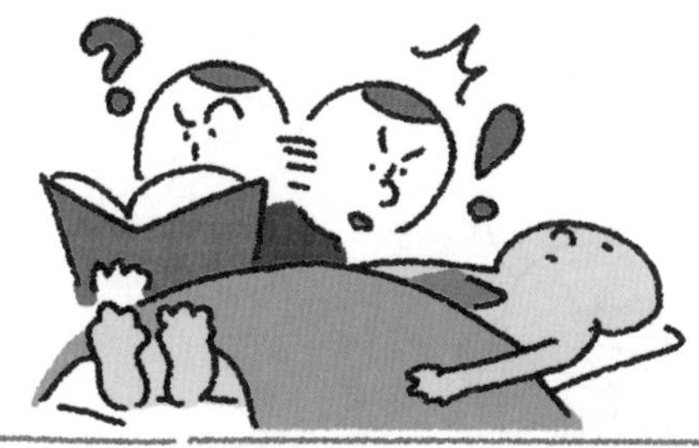

医学は文書の解読ではなく人体の探求が重要であることを示した

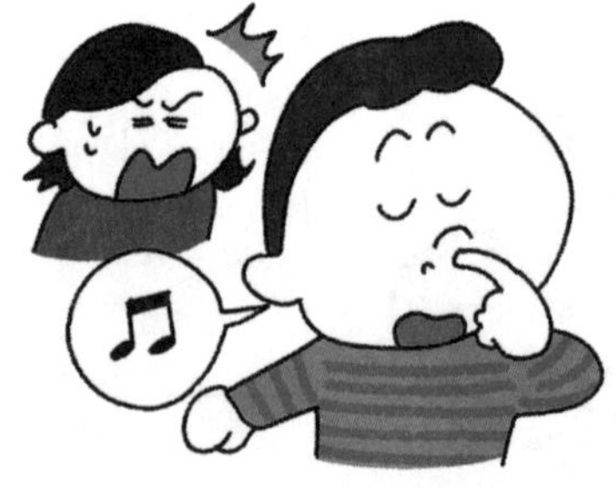

3. 目と耳の 取扱説明書

人間の目と耳は，家電製品でいえば，小型カメラやマイクなどの検出装置といえるでしょう。第3章では，目と耳の取り扱い方をみていきましょう。

— 目 —

目には，2枚のレンズと，光のセンサーがある

光は，「網膜」の位置で焦点を結ぶ

目は，周囲の光を受け取って，外の情報を映像として得るための装置（器官）です。 二つの眼球が，脂肪のクッションにくるまれて，「眼窩（がんか）」とよばれる頭蓋骨（とうがいこつ）のくぼみにおさまっています。

目には，「角膜（かくまく）」と「水晶体（すいしょうたい）」という2枚のレンズがあります。目に入った光は，それらのレンズで進路を曲げられて，水晶体から約17ミリメートルはなれた場所にある「網膜（もうまく）」の位置で焦点を結ぶようになっています。

光の情報は，電気的な信号として脳に送られる

網膜には，光を受け取るセンサーの役割をする「視細胞（しさいぼう）」が，およそ1億個も並んでいます。

網膜で受け取った光の情報は，電気的な信号として視神経を通って脳に送られます。そして，脳でその信号を処理することによって，私たちは周囲のようすを映像としてとらえることができるのです。

目の構造

目の基本的な構造をえがきました。角膜が第一のレンズ，水晶体が第二のレンズで，網膜に光のセンサーである視細胞があります。

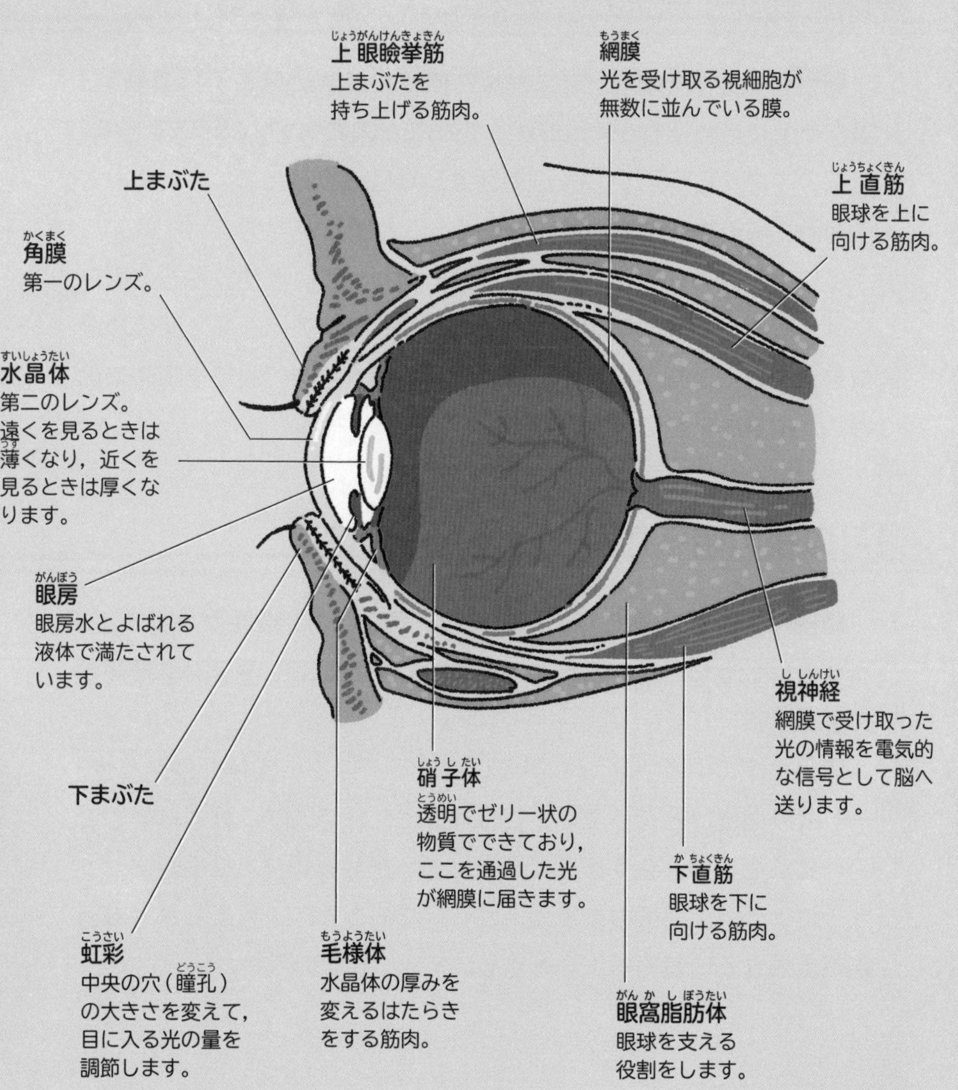

— 目 —

2 目のまわりの筋肉が，視界のブレを瞬時に防止

眼球を動かす筋肉が，左右に六つずつある

両目の視野（正面の１点に視線を向けたときに見えている範囲）は，上下にそれぞれ60°～70°，左右にそれぞれ約100°ほどです。視線の中央から50°～60°の範囲は，両目の視野が重なるため，この範囲にある物体を立体的にとらえることができます。

目には，優秀な手ぶれ防止機能がそなわっています。左右の眼球には，眼球を動かす筋肉がそれぞれ六つもついています。頭の傾きや動きを耳で感知して，その動きを打ち消す方向へ眼球を瞬時に動かし，視線を一定に保つのです。

満月の夜の明るさが，センサーの境目

網膜にある視細胞には，「錐体（すいたい）」と「桿体（かんたい）」の２種類があります。錐体にはさらに，赤，緑，青の光をそれぞれ吸収しやすい3種類があります。

満月の夜の明るさよりも明るいところでは主に錐体がはたらき，それよりも暗いところでは主に桿体がはたらきます。桿体は高感度ではあるものの，色を区別できません。錐体と桿体の２種類のセンサーによって，晴天の太陽の下から星空の下まで，明るさが100万倍以上ちがう環境でも，物を見ることができるのです。

真正面を向いたときの視野

真正面を向いたときの視野をえがきました。Aは右目の視野，Bは両目の水平方向の視野です。

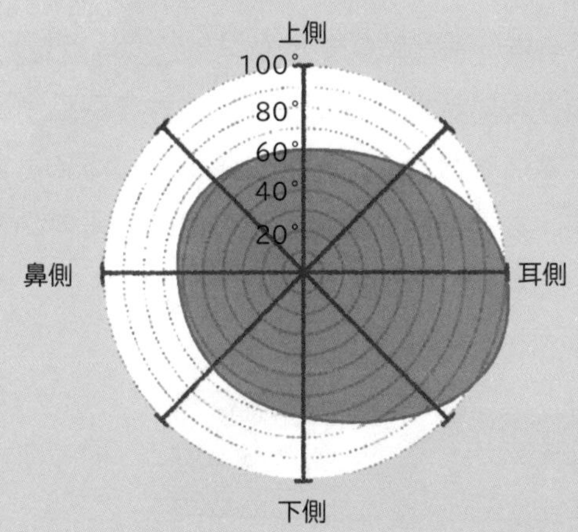

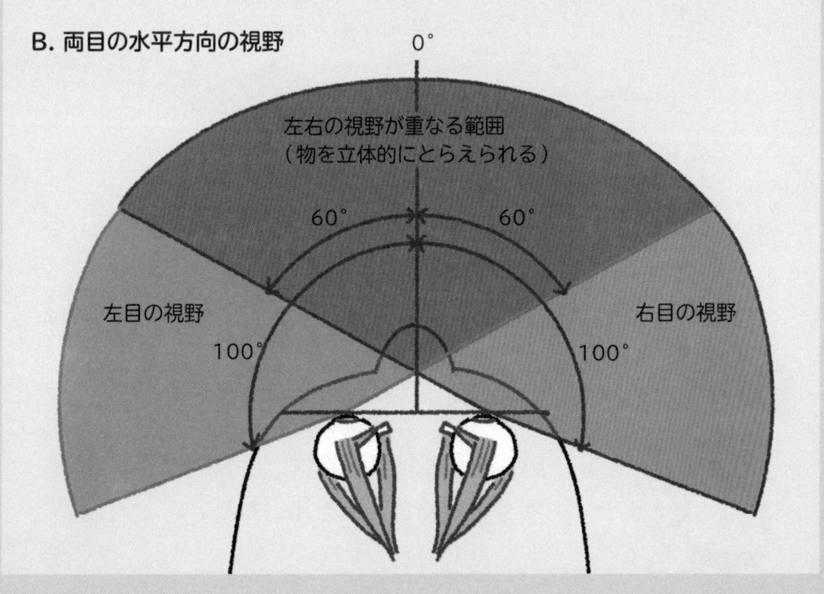

— スマホ老眼 —

またスマホ！ 焦点が合いにくくなる

水晶体の厚みを，瞬時に調節する

人の目には，高性能なオートフォーカス機能（自動焦点調節機能）がそなわっています。視点を変えたときに，水晶体の厚みを瞬時に調節して焦点を合わせ，鮮明な画像を得ることができるようになっています。この機能を実現するのは，水晶体のまわりに配置されている「毛様体（もうようたい）」という筋肉です。近くを見つづけていると，毛様体

毛様体のはたらき

遠くを見るとき（A）と，近くを見るとき（B）の，毛様体のはたらきをえがきました。近くを見るときは，毛様体が内側に収縮して，チン小帯がゆるみます。

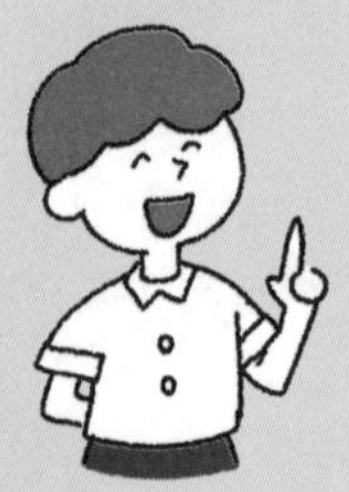

近くを見ているときは，毛様体がずっと収縮しているんだね。

が疲労して，水晶体の厚みをうまく調節できなくなります。

ときどき，毛様体をゆるめよう

スマホの画面を長時間見つづけることで，焦点を合わせにくくなる，「スマホ老眼（調節緊張症）」になる人がふえています。さらに目を酷使すると，スマホ老眼が「眼精疲労」の状態に進んでしまうこともあります。眼精疲労になると，頭痛や肩こり，吐気などの問題が全身に発生し，睡眠を取るなどしても十分に回復しません。

スマホを使う際には，ときどき目をつぶったり，遠くを見たりすることで，毛様体をゆるめましょう。目を画面から40センチメートル以上はなし，画面を10分以上見つづけることはさけましょう。

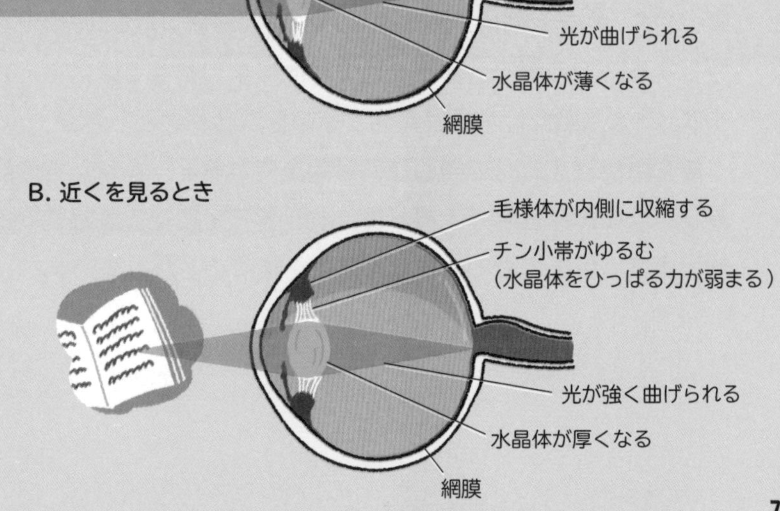

— ドライアイ —

涙不足や涙の蒸発が，目を傷つける

不快感や痛みが生じ，角膜が傷つきやすくなる

疲れ目には，「ドライアイ」が関係している場合もあります。ドライアイとは，目の表面をおおう涙が，薄くなったり部分的になくなったりした状態のことです。ドライアイになると，目に不快感や痛みなどが生じ，角膜が傷つきやすくなります。

ドライアイは，大きく分類すると，涙の分泌量が低下しておきるものと，涙の蒸発速度が上昇しておきるものの二つがあります。

まばたきの回数が減り，蒸発速度が上昇

目の表面をおおう涙は，実は三つの層でできています。角膜の上にある「ムチン層」，その上の「水層」，そしていちばん外側の「油層」です。ムチン層は，糖とタンパク質が結合した「ムチン」を主成分とする粘液の層で，水層を目の表面になじませるはたらきがあります。一方，油層は，水層が蒸発するのをふせぐはたらきがあります。

スマホやパソコンの画面を長時間見ていると，まばたきの回数が減り，涙の蒸発速度が上昇して，ドライアイになる危険性があります。適度に目を休めて，ドライアイを防ぐことが重要です。

目の表面

通常の目の表面（A）と，ドライアイのときの目の表面（B）をえがきました。

A. 通常の目の表面

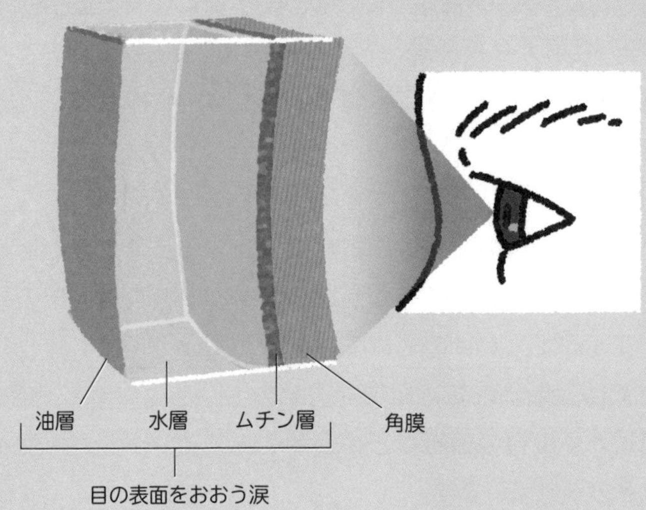

B. ドライアイのときの目の表面

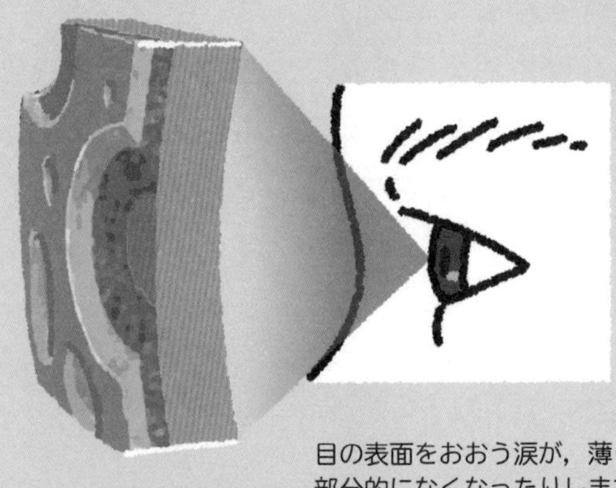

目の表面をおおう涙が，薄くなったり部分的になくなったりします。

アイシャドウは魔よけ説

上まぶたや目尻など，目のまわりの皮膚に塗る化粧品に，「アイシャドウ」があります。アイシャドウを塗ると，目のまわりに陰影があるようにみえ，顔をより立体的にみせることができます。

アイシャドウの起源は，古代エジプトにまでさかのぼるといわれています。ところが当時のアイシャドウは，顔の見た目を変えるためだけのものではなかったようです。**古代エジプトでは，身分の高い裕福な人たちが，虫よけや眼病予防，太陽光からの目の保護などの目的で，アイシャドウを塗っていたとみられています。**

さらに当時のアイシャドウには，魔よけの意味もあったといいます。古代エジプトには，目や口といった開口部から，邪悪な魔力や災いが入りやすいという考え方がありました。古代エジプト人にとって，アイシャドウはただのおしゃれの道具ではなかったのです。

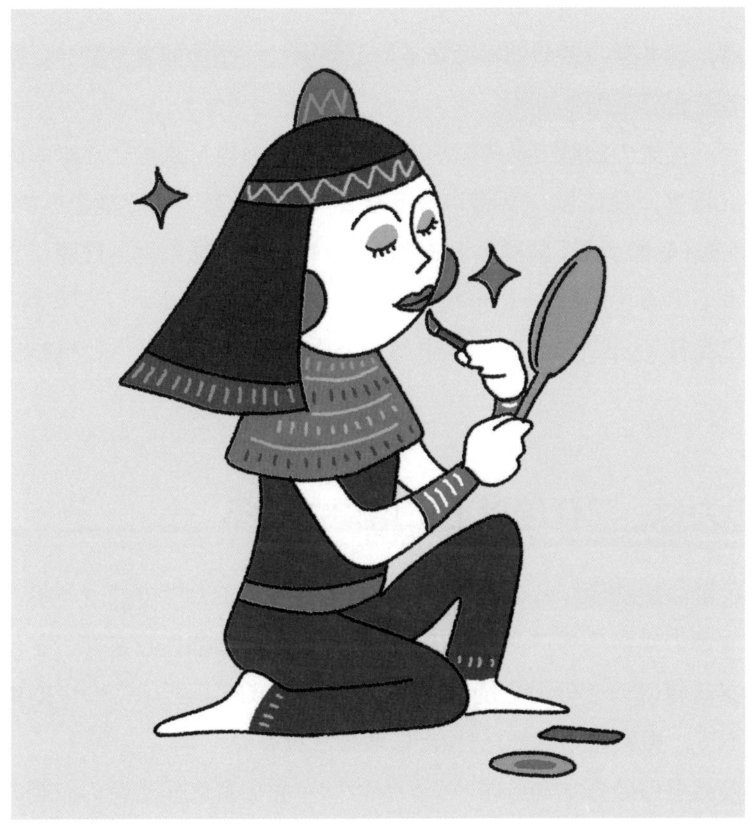

—耳—

耳には，音を中継するかわいい骨が三つある

「ツチ骨」「キヌタ骨」「アブミ骨」

耳は，音を感じ取る器官であるのと同時に，頭の傾きや動きを検知する器官でもあります。

耳が，空気の振動である音を感知するしくみは，次のようなものです。まず，耳に届いた音は集音装置である「耳介」で集められ，「外耳道」を通って「鼓膜」を振動させます。その振動は，鼓膜につながっている「ツチ骨」に伝わり，さらに「キヌタ骨」，「アブミ骨」という全部で三つの小さな耳小骨（じしょうこつ）を経由して，「内耳」へと伝わります。

振動の力は，20倍以上に増幅される

耳小骨の役割は，音の振動の力を増幅させることです。ツチ骨とキヌタ骨のはたらきで，振動の力は約1.3倍に増幅されます。さらにアブミ骨は，その力を約17倍に増幅させます。この二つの効果によって，振動の力は20倍以上に増幅されるのです。

音がどちらの方向から届いたのかは，左右の耳に届く音の時間の差や強さの差からわかります。

耳の構造

耳の基本的な構造をえがきました。

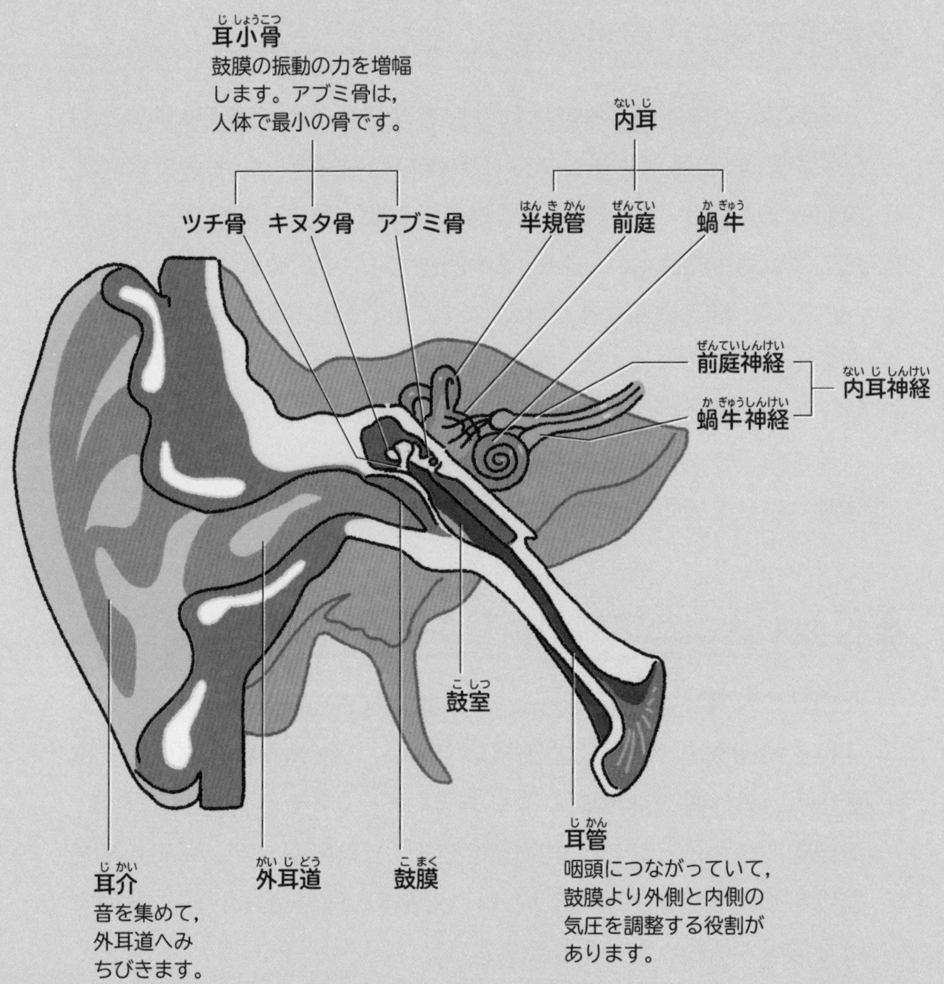

—耳—

音も体の傾きも，内耳の細胞の毛が感知する

感覚毛をもつ「有毛細胞」が並んでいる

内耳は，「骨迷路」とよばれる複雑な形をした頭蓋骨の空洞に，「膜迷路」とよばれるチューブ状の器官がおさまったものです。この膜迷路の中に，感覚毛をもつ「有毛細胞」が並んでいます。音を感知する有毛細胞は，「蝸牛」の「蝸牛管」の中にあります。

内耳は，音を感知するだけでなく，頭の傾きや動きを感知する機能もそなえています。頭の回転運動を感知するのは，三つの「半規管」です。頭の傾きを感知するのは，「卵形嚢」と「球形嚢」とよばれる部分です。これらの中にも有毛細胞があり，それらが頭の回転運動や傾きを感知するのです。

脳にあやまった信号が伝わってしまう

内耳に異常があると，めまいや難聴になることがあります。たとえば，短時間のめまいの原因として多い，「良性発作性頭位めまい症」は，卵形嚢や球形嚢の中にある「耳石（平衡砂）」がはがれて，半規管内に入りこむことが原因だと考えられています。耳石が半規管内を満たす「内リンパ液」という液体の流れを乱し，脳にあやまった信号が伝わってしまうのです。

内耳の構造

内耳の構造をえがきました。

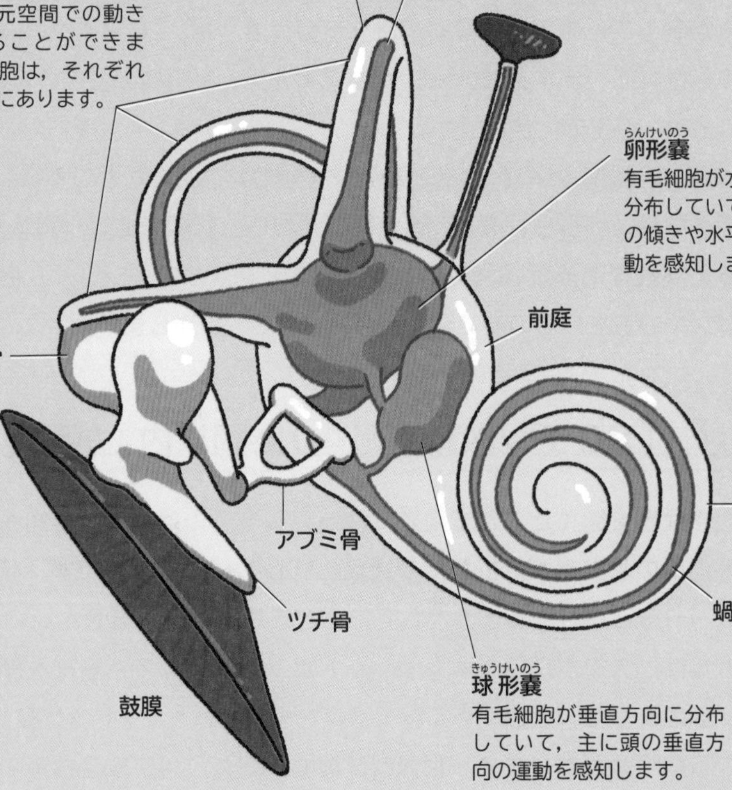

半規管
一つの半円形の管が，一つの半規管です。三つの半規管で，3次元空間での動きを感知することができます。有毛細胞は，それぞれの管の根元にあります。

骨迷路

膜迷路

卵形嚢（らんけいのう）
有毛細胞が水平方向に分布していて，主に頭の傾きや水平方向の運動を感知します。

前庭

キヌタ骨

蝸牛

アブミ骨

蝸牛管

ツチ骨

鼓膜

球形嚢（きゅうけいのう）
有毛細胞が垂直方向に分布していて，主に頭の垂直方向の運動を感知します。

耳は音だけでなく，体の傾きも感知しているタコ。

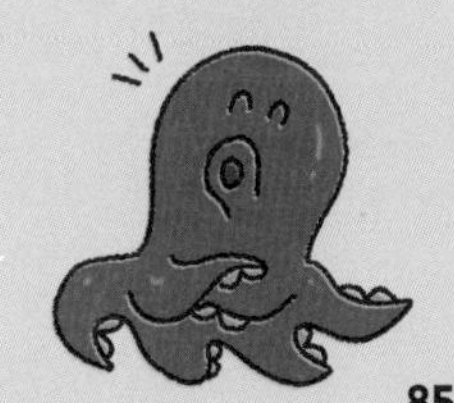

— ヘッドホン難聴 —

内耳の細胞の毛は，一度折れたら治らない

120デシベルで「難聴」になる危険性

人が聞くことのできる最も小さな音の大きさは，20マイクロパスカルとされています。20マイクロパスカルは，図書館の室内の音の，100分の1程度の大きさです。

一方，人は120デシベル（200万マイクロパスカル）をこえるような大きな音にさらされると，音が聞こえづらい状態である「難聴」になる危険性があるとされています。120デシベルは，ジェット機のエンジンの音を，目の前で聞くときの大きさに相当します。

大人は，「80デシベルで週40時間以内」が目安

大きな音を聞くとことで難聴になってしまうのは，音を感知する有毛細胞の感覚毛が，折れたり抜けたりしてしまうためです。感覚毛は，一度こわれてしまうと，元にもどることはありません。

近年は，スマホにイヤホンやヘッドホンを接続して，音楽を聞く人がふえました。大きすぎる音で音楽を聞くと，「ヘッドホン難聴」になる危険性があります。世界保健機関（WHO）は，安全な音の目安として，「80デシベル（子供では75デシベル）で週40時間以内」を推奨しています。

蝸牛管の内部

蝸牛にある，蝸牛管の内部をえがきました。蝸牛を伝わる音の振動は，蝸牛管の内部にある有毛細胞にとらえられます。

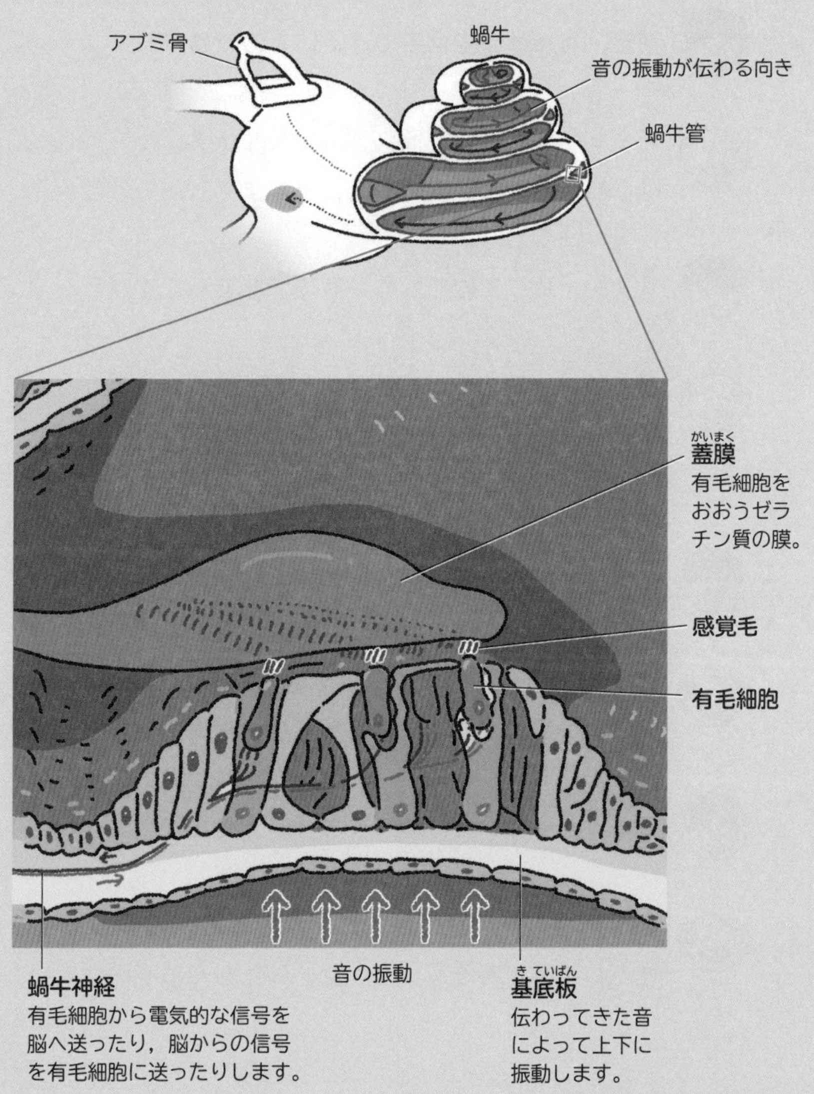

博士！
教えて!!

耳くそって何？

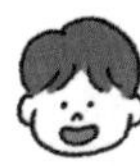
博士，耳くそって何でできているのですか。

むぅ…。耳くそは，耳の中の皮膚が出した汗や脂に，はがれ落ちた古い皮膚やほこりがまざったものじゃ。

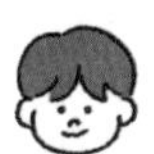
へぇ〜。耳くそにも，何か意味があるんですか？

耳くそは，耳の中に細菌やカビが生えるのを防いだり，耳の中の弱い皮膚を守ったりしておる。耳くそには，「耳垢（じこう）」という正式名称もあるぞ。

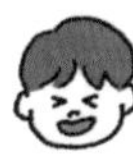
耳くそすごい！　今度とってみよ。

いかーん！　耳掃除は，耳を傷つけるからしてはいけないというのが，お医者さんたちの常識じゃ。

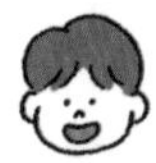
でも，とらないと，つまっちゃいませんか？

心配無用じゃ。耳には，耳あかを耳の外にゆっくりと運ぶしくみがあるんじゃ。たいしたもんじゃのう。

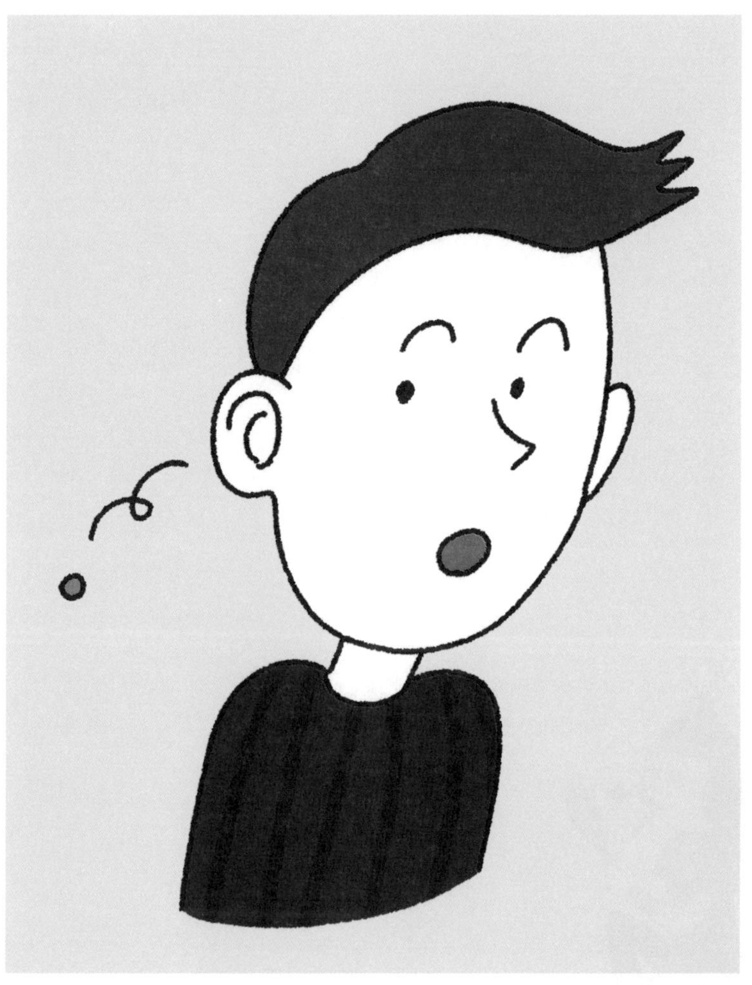

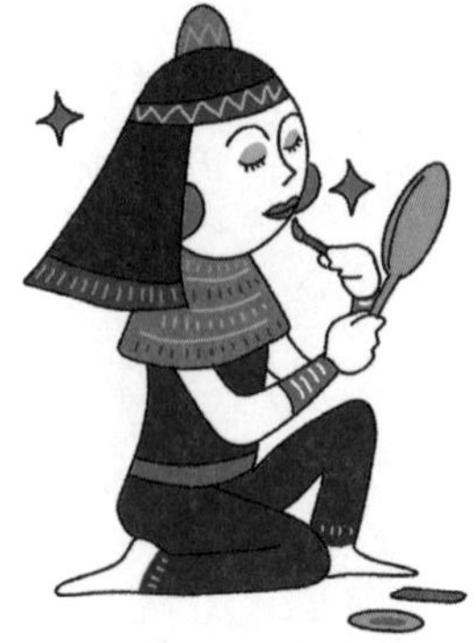

4. 胃腸，肝臓，腎臓の取扱説明書

人間の胃腸や肝臓，腎臓などは，家電製品でいえば，電源ケーブルやACアダプターなどの電源装置といえるでしょう。第4章では，胃腸，肝臓，腎臓の取り扱い方を紹介します。

— 消化器 —

口に入った食べ物は，約10メートル先で出る

消化管と，消化液を分泌する臓器などからなる

私たちの体は，食べ物を細かくしたり，化学反応によって分解したりして，栄養素を吸収できる形に変えています。その役割を果たすのが，「胃」や「腸」などといった，さまざまな「消化器」です。

消化器は，「口腔（こうくう）」「食道」「胃」「小腸」「大腸」という，約10メートルもある曲がりくねった長いひとつづきの消化管と，消化液を分泌する「膵臓（すいぞう）」「胆嚢（たんのう）」「肝臓」などからなります。

小腸で，栄養素と水分の多くが吸収される

口でかみくだかれた食べ物は，胃でドロドロの状態にされて，小腸へ送られます。途中，膵臓や胆嚢，小腸からの消化液と混ざりあって分解が進み，小腸で栄養素と水分の多くが吸収されます。そして大腸で水分が吸収されて，便になります。**こうして，口に入った食べ物は，約24～72時間後に，便として肛門から排せつされるのです。**

主に小腸で吸収された栄養素は，最初に肝臓へ運ばれて化学的な処理がされたあと，肝臓にたくわえられたり，血液に乗って全身へ運ばれたりします。一方，体内の水分量は腎臓によって管理され，余分な水は，老廃物とともに尿として体外へ排出されます。

消化器の構造

消化器の構造をえがきました。口から入った食べ物は，食道を約10秒，胃を2～4時間，小腸を2～9時間，大腸を15～30時間かけて通過します。

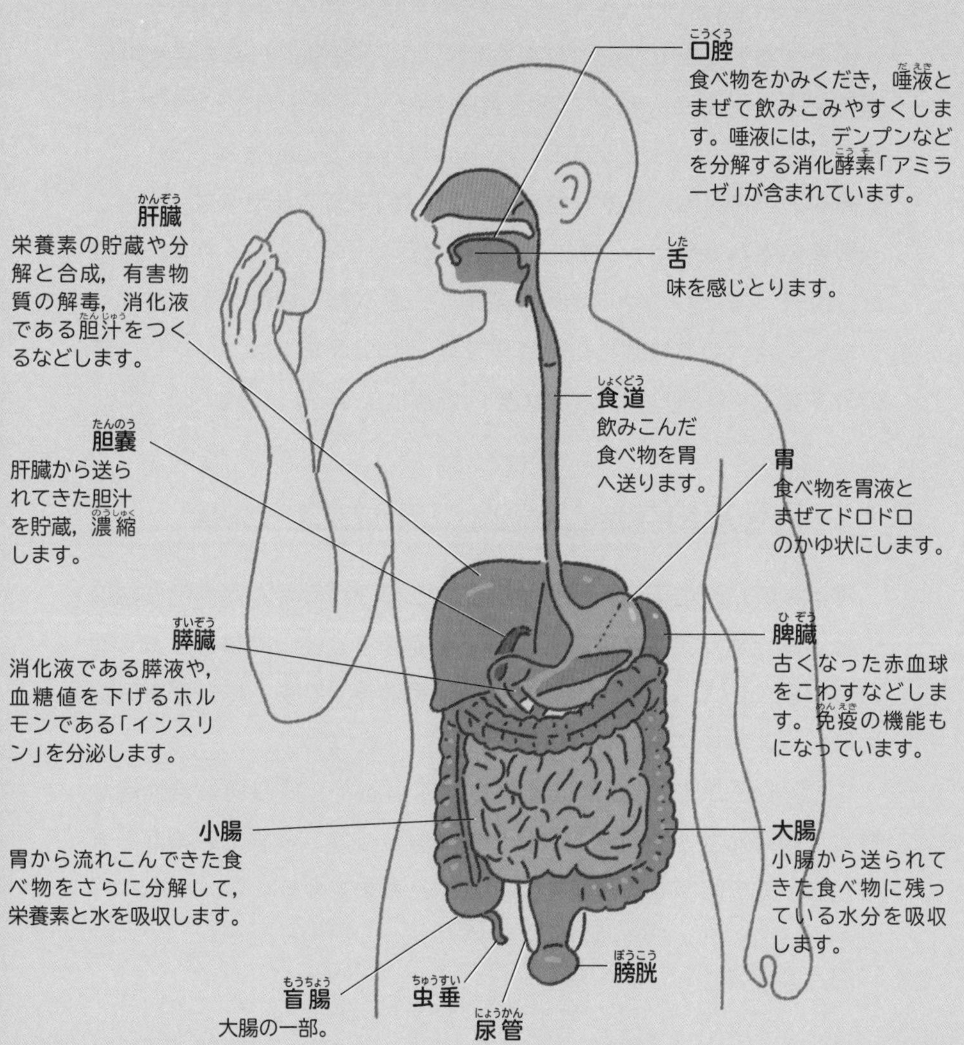

— 胃 —

2 胃酸と消化酵素で，もみくちゃにする

食べ物が入ると，ふくらむ

胃は，食べ物をドロドロのかゆ状にし，一時的にためる袋状の臓器です。食べ物が入ると，空腹時に0.05リットルほどしかない容積が，ふくらんで1.2～1.6リットルほどまでふえます。そして，筋肉をのびちぢみさせて，食べ物と「胃液」をかきまぜます。

胃液の主な成分は，「胃酸」と消化酵素の「ペプシン」です。胃酸は，pH1～2という強い酸性の液体で，食べ物の繊維をやわらかくしたり，食べ物を殺菌したりします。一方ペプシンは，タンパク質の分子を短く切断して，アミノ酸に分解します。

ストレスをためないことが，たいせつ

胃はストレスに弱く，緊張や不安などがつづくと，胃を守る粘液の分泌量が減ってしまうことがあります。すると，胃酸によって胃の壁が傷ついてしまいます。これが「胃潰瘍（いかいよう）」です。胃の健康のためにも，ストレスをためないことが，たいせつです。

また，「ピロリ菌」が胃にすみついていると，胃潰瘍や慢性的な胃炎，胃がんなどを引きおこしやすくなります。検査で感染がわかったら，薬で除菌する治療を受けることがすすめられています。

胃の構造と運動

食べ物が入ってふくらんだときの胃の構造（A）と，食べ物をかきまぜる胃の運動（B）をえがきました。

A. 胃の構造

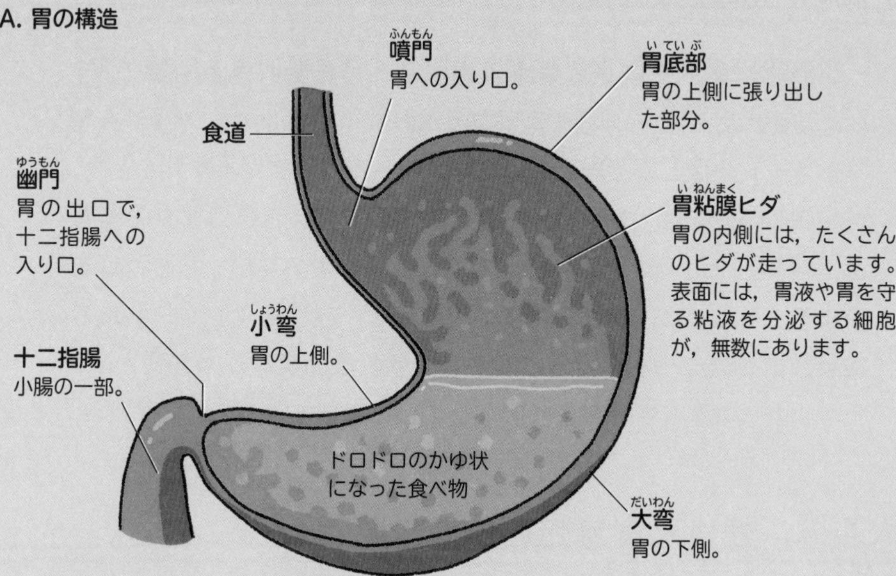

B. 食べ物をかきまぜる胃の運動

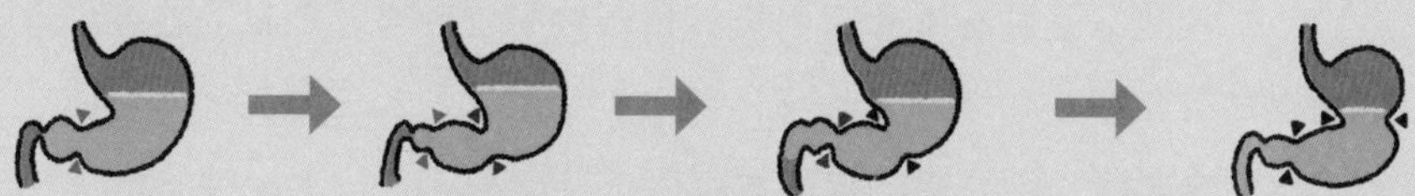

1. くびれが生じる
胃に食べ物がたまると，「収縮輪」というくびれ（三角形の位置）が生じます。

2. 食べ物が逆流
1のくびれは，胃の出口へ移動します。出口は閉じているので，食べ物は入り口側へ逆流してかきまぜられます。新たなくびれも生じます。

3. 十二指腸へ排出
2で生じたくびれが，胃の出口へ移動します。出口が開き，食べ物が十二指腸へしぼりだされます。また，新たなくびれも生じます。

4. かくはんがつづく
出口はふたたび閉じ，3で生じたくびれが胃の出口へ移動すると，食べ物はふたたび逆流してかきまぜられます。これをくりかえして，食べ物は少しずつ排出されていきます。

— 小腸と大腸 —

小腸でほとんど吸収し，大腸で仕上げる

小腸の内部の表面積は，テニスコート１面分

小腸は，食べ物に含まれる栄養素と水分を吸収する器官です。「十二指腸（じゅうにしちょう）」「空腸（くうちょう）」「回腸（かいちょう）」の三つの部分からなります。外径は4センチメートルほどで，総延長は約6メートルにもなります※1。

小腸の内側には，たくさんのヒダがあります。さらにヒダの表面は，「絨毛（じゅうもう）」とよばれる高さ１ミリメートル程度の突起でおおわれています。そのため，小腸の内部の表面積は，約200平方メートルもあり，テニスコート１面分に匹敵します。表面積をふやすことで，食べ物から栄養素を効率よく吸収しているのです。

大腸は，残った水分をさらに吸収する

小腸は，くびれをつくって，食べ物を小腸の先の方へ送ります。たんに食べ物を送りだすだけでなく，腸管を太くしたり細くしたりといった複雑な運動をすることで，食べ物をかきまぜたり，ときには後退させたりします。そして，食べ物に含まれる栄養素と8割ほどの水分を吸収して，食べ物を大腸へ送ります。

大腸は，食べ物に残った水分をさらに吸収して，便をつくる器官です。大腸の長さは，約1.5メートルほどです。

※1：小腸は，生体内では筋肉によってちぢみ，約3メートルほどになっています。

小腸と大腸の構造

小腸と大腸の構造をえがきました。小腸のうち，胃とつながる部分が十二指腸で，中央の密集している部分が空腸と回腸です。空腸と回腸を囲むように，大腸があります。

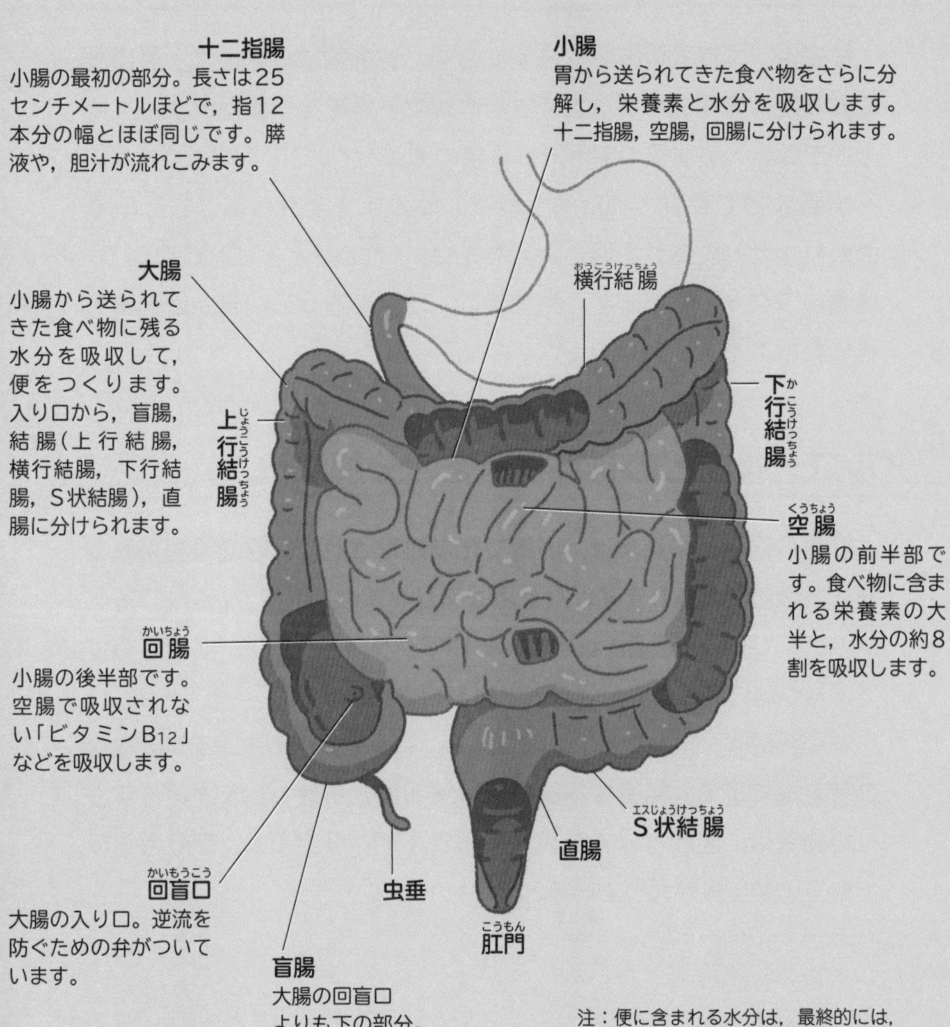

注：便に含まれる水分は，最終的には，はじめの0.2％ほどになります。

— 肝臓 —

肝臓は，500種類以上の化学反応を行う巨人

胃腸は，血管で肝臓とつながっている

肝臓は，栄養素の貯蔵や分解や合成，有害物質の無害化，消化液である胆汁の合成など，たくさんのはたらきをもつ臓器です。 人体の中では最大最重量の臓器で，体重のおよそ50分の1を占めます。

小腸などで吸収された栄養素は，そのまま全身へ運ばれるのではありません。胃や小腸，大腸などは，「門脈（もんみゃく）」とよばれる血管で，肝臓とつながっています。栄養素は，門脈を通って，まずは肝臓へ送られるのです。

アルコールなどの有害物質を，分解する

肝臓へ届いた栄養素は，肝臓で化学処理されて，貯蔵や利用をしやすい形に変えられます。 たとえばブドウ糖は，肝臓で「グリコーゲン」に変えられ，貯蔵されます。そしてグリコーゲンは，必要に応じてブドウ糖に変えられ，全身へと送り出されます。

また肝臓は，アルコールやニコチン，老廃物であるアンモニアなどの有害な物質を，無害な物質に分解するはたらきもします。 分解された物質は，胆汁として胆嚢へ送られます。肝臓では，500種類以上もの化学反応がおきているといわれています。

肝臓と出入りする血管

肝臓と，肝臓に出入りする血管，胆汁が通る管をえがきました。ここでは，管の太い部分のみをえがいています。実際には，もっと細かく枝分かれしています。

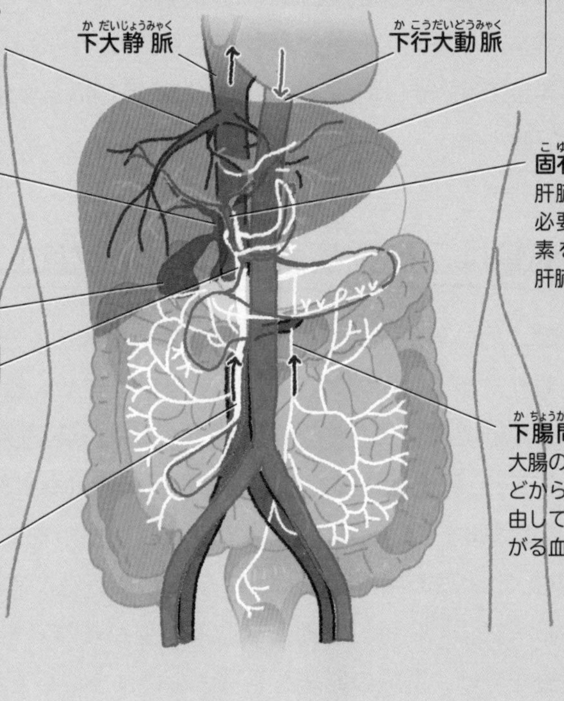

肝静脈（かんじょうみゃく）
肝臓から心臓へ，血液を送る血管。肝臓で化学処理された栄養素などは，この血管から心臓へ送られ，全身に届けられます。

肝臓（かんぞう）
栄養素の貯蔵や分解・合成，有害物質の解毒胆汁の合成などの多くの機能をもちます。

心臓

下大静脈（かだいじょうみゃく）

下行大動脈（かこうだいどうみゃく）

総肝管（そうかんかん）
肝臓でつくられた胆汁を集めて胆嚢へ送る管。

固有肝動脈（こゆうかんどうみゃく）
肝臓自体の活動に必要な酸素や栄養素を含む血液を，肝臓に送る血管。

胆嚢（たんのう）

門脈（もんみゃく）
胃，小腸や大腸，膵臓，胆嚢，脾臓からの血液を集めて，肝臓へ送る血管。

下腸間膜静脈（かちょうかんまくじょうみゃく）
大腸の後半部分などから脾静脈を経由して門脈へつながる血管。

上腸間膜静脈（じょうちょうかんまくじょうみゃく）
小腸や，大腸の前半部分などから門脈へつながる血管。

小腸などで吸収された栄養素は，門脈という血管を通って，肝臓へ送られるのだ。

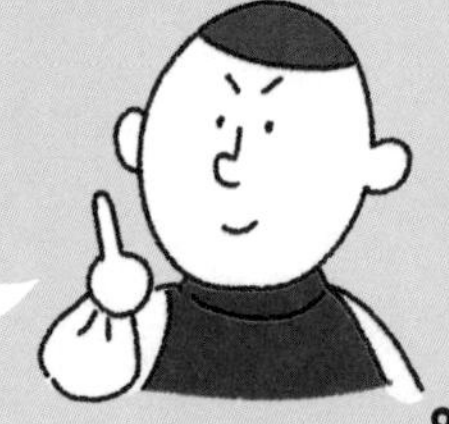

— 肝小葉 —

肝臓は，50万個の基本単位でできている

「肝小葉」が，肝臓の基本単位

肝臓は，主に「肝細胞」という細胞でできています。**肝細胞は，約50万個が集まって，直径1ミリメートルほどの「肝小葉（かんしょうよう）」という集合体をつくっています（右のイラスト）。**

肝小葉は，栄養素の化学処理や有害物質の分解などを行う，肝臓の基本単位です。そして，この肝小葉が50万個ほど集まったものが，一つの肝臓です。

肝臓の病気は，自覚症状があらわれない

肝臓は，高い再生能力をもっています。肝臓の4分の3を切除しても，数か月後には元の大きさにもどるほどです。**しかし，お酒の飲みすぎなどで肝臓に負担をかけつづけたり，肝炎ウイルスに感染したりすると，肝炎，肝硬変，肝臓がんなどの病気を引きおこします。**

肝臓の病気は，進行しないと自覚症状があらわれません。そのため肝臓は，「沈黙の臓器」とよばれることもあります。肝臓の異変にいち早く気づくには，定期的な血液検査が有効です。健康診断で血液検査を受け，肝臓の異変を見逃さないようにしましょう。

肝小葉の構造

肝小葉の拡大図をえがきました。肝小葉は，肝細胞と血管，胆汁が通る管で構成されています。

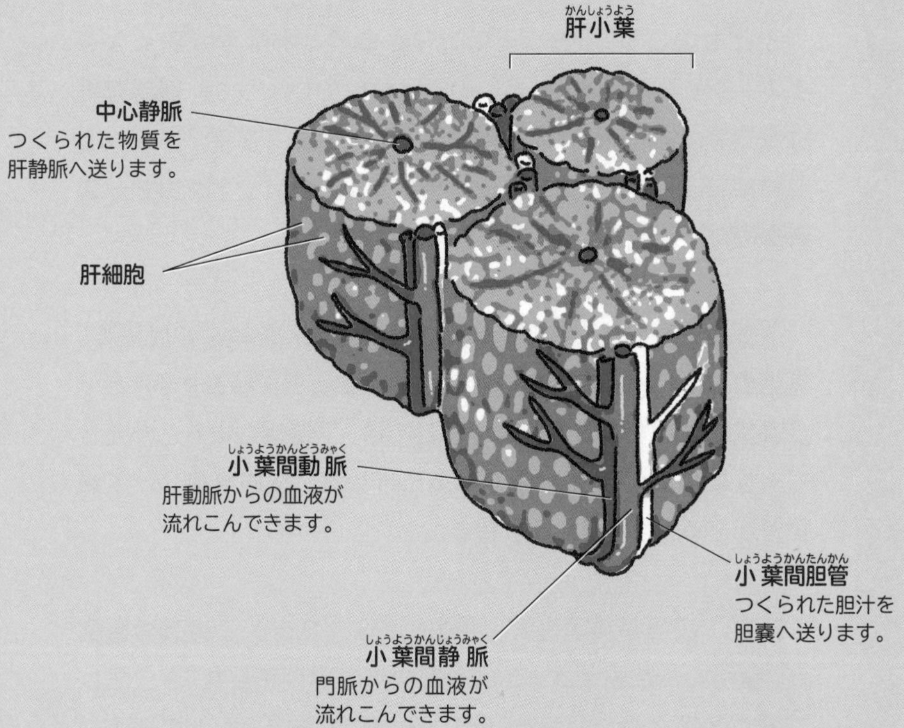

肝小葉（かんしょうよう）

中心静脈
つくられた物質を肝静脈へ送ります。

肝細胞

小葉間動脈（しょうようかんどうみゃく）
肝動脈からの血液が流れこんできます。

小葉間胆管（しょうようかんたんかん）
つくられた胆汁を胆嚢へ送ります。

小葉間静脈（しょうようかんじょうみゃく）
門脈からの血液が流れこんできます。

肝小葉の中心静脈のまわりには，たくさんの肝細胞が集まっているんだね。

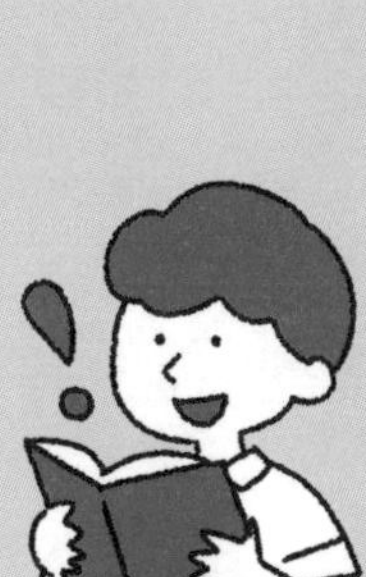

へそのゴマは，放置が7割

子どものころ，「おへそのゴマを取るとおなかが痛くなるよ！」と注意された人も多いのではないでしょうか。**医師専用ウェブサイト「MedPeer」は2014年，会員の医師7万人以上を対象に，「へそのゴマは取るべきか」についてアンケート調査を行い，3697人から回答を得ました。**

アンケートの結果，73.7％の医師が，「基本的に放置し，炎症の可能性や患者からの要請があったときに除去する」という選択肢を選びました。理由としては，「無理に取るとかえって炎症につながる」「除去が不潔に行われ，皮膚を傷つけて感染が起きる」などがあげられました。

一方，10.3％の医師が「定期的に除去する」，5.3％の医師が「積極的に除去する」という選択肢を選びました。「放置しておくと炎症につながる」「臭いの問題もある」などの理由があげられました。へそのゴマが気になる場合は，いちど医師に相談したほうがよさそうです。

（出典：MedPeer［https://medpeer.jp］）

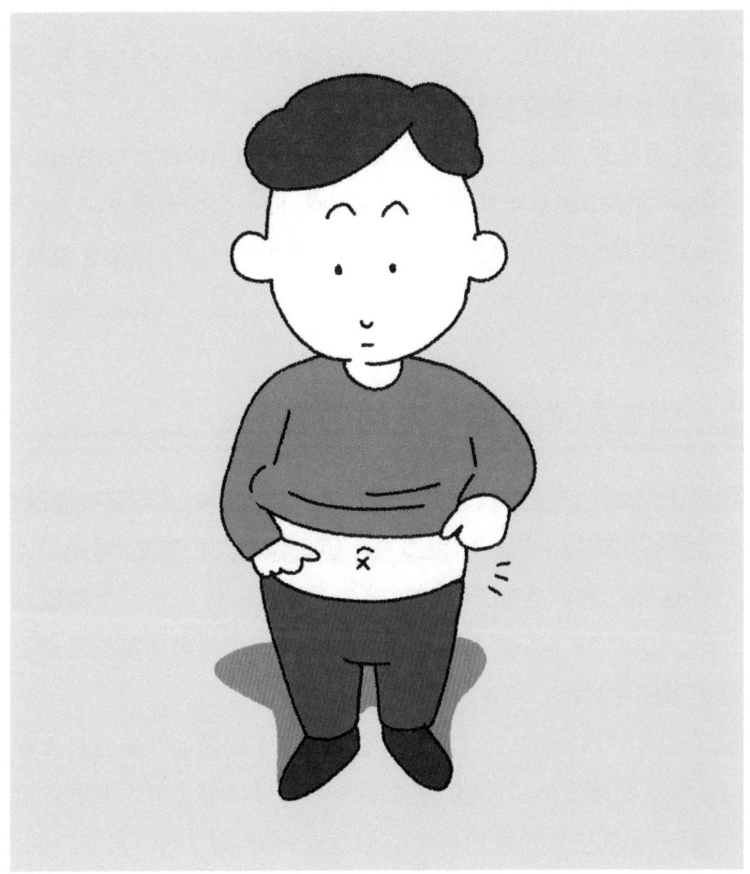

— 腎臓 —

腎臓は，1日に約1500リットルの血液をろ過

尿をつくっているのが，腎臓

私たちは，1日に1～1.5リットルほどの尿を排せつします。**この尿をつくっているのが「腎臓（じんぞう）」です。**腎臓は，にぎりこぶしほどの大きさ（長径約10センチメートル）で，腰の上のあたりの背中側に，左右一つずつあります。二つあるうちの一つの腎臓を，重い腎臓病の人に移植しても，残りの一つの腎臓があれば，健康を維持することができます。

膀胱は，尿をためておくための袋

腎臓の役割は，血液の状態を監視して，体内の水分の量や血液の成分（塩分やpHのバランスなど）を一定に保つことです。腎臓には，心臓から送りだされる血液の約4分の1が送られます。その量は，1日に約1500リットルにもなります。腎臓が大量の血液をろ過し，老廃物を濃縮させたものが，尿になるのです。

腎臓でつくられた尿は，「尿管」を通って「膀胱（ぼうこう）」へ送られます。膀胱は，尿をためておくための，のびちぢみする袋です。膀胱には，尿がたまったかどうかを知らせるセンサーがついています。尿が150ミリリットルほどたまると，脳へ信号が送られて，尿意が生じます。

腎臓と膀胱

尿をつくりだす腎臓と，尿をためておく膀胱をえがきました。イラストは，背中側から見たようすです。腎臓と膀胱は，長さ25～30センチメートルの尿管でつながっています。

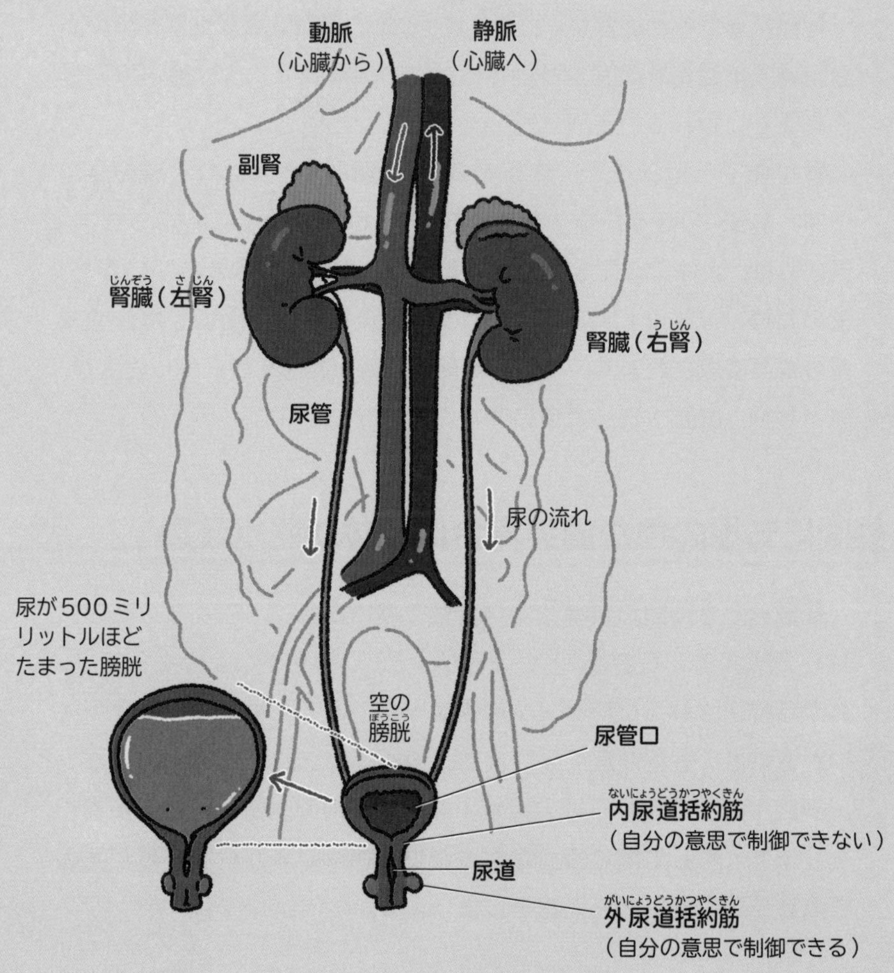

— 腎臓 —

腎臓には，フィルターが200万個ある

1日につくられる原尿は，およそ160リットル

腎臓に送られた血液は，「腎小体(じんしょうたい)」という直径0.2ミリほどの小さな組織でろ過されます。腎小体は，左右の腎臓で，合計約200万個もあるといわれています。

腎小体でろ過されてできるものは，「原尿」とよばれる尿の原料です。1日にできる原尿の量は，およそ160リットルにもなります。原尿には，人体に必要な水分や栄養分が，まだ多く含まれています。そのため，原尿が「尿細管」という管を流れている間に，水分や栄養分が再吸収されます。そして最終的に残った1.5リットル程度が，尿となり，膀胱へ送られるのです。

昼間にも尿の色が濃い場合は，体が脱水ぎみ

健康なときの尿の色は，薄い黄色です。これは，古くなった赤血球が分解されてできる，「ウロビリン」という色素によるものです。体から排出されるウロビリンの量は一定であるため，尿の量が少ないときには，黄色が濃くなります。

睡眠中はつくられる尿の量が少なくなるので，朝は尿の色が濃くなります。**もし昼間にも尿の色が濃い場合は，体が脱水ぎみと考えられます。**十分に水分補給をしましょう。

腎臓と腎小体

腎臓の内部のようすと，腎臓内の組織である腎小体をえがきました。腎臓まで届いた血液は，腎小体の中の糸球体でろ過され，出てきたものが原尿となります。

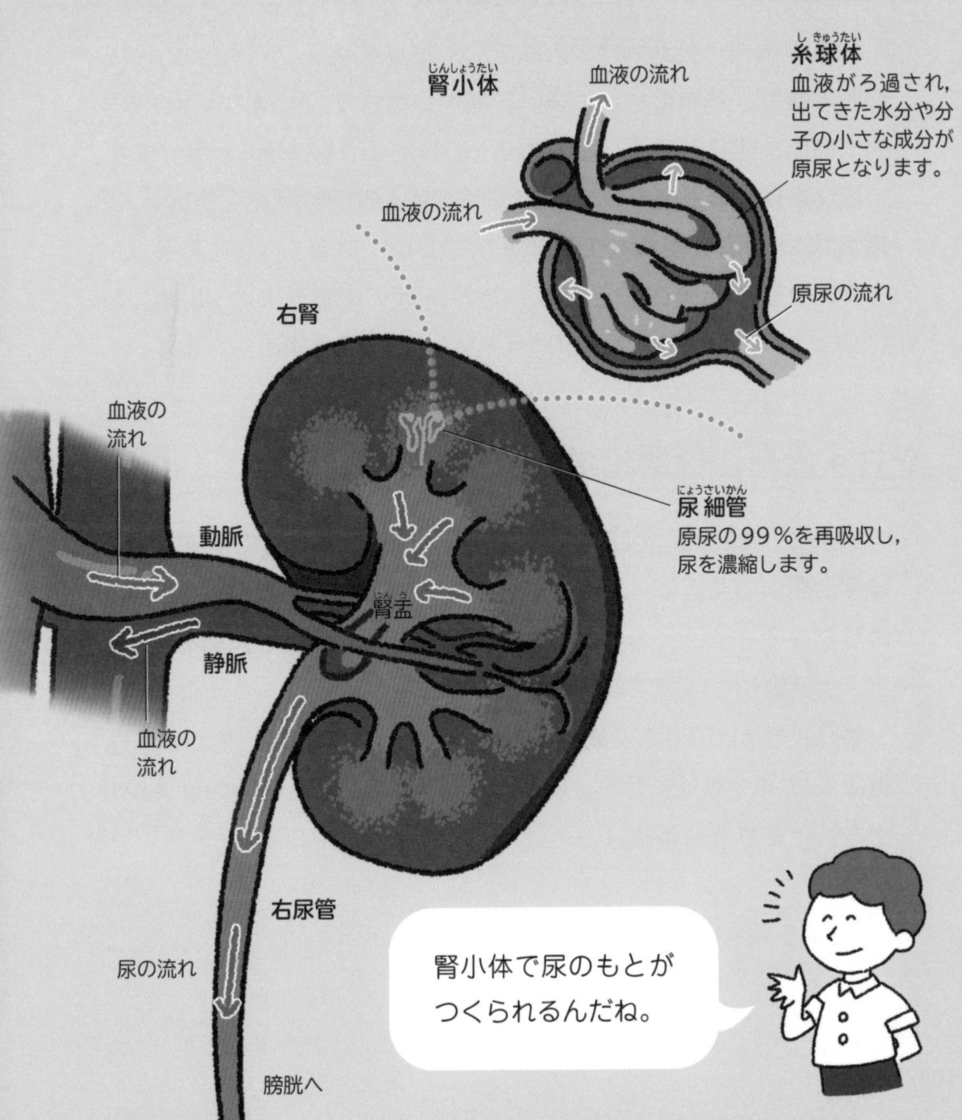

— 肥満 —

BMIに注意。やはり肥満は万病のもと

「BMI」は，肥満をはかる指標の一つ

飽食の現代，肥満傾向の人は少なくありません。肥満とは，体の脂肪の量が，体重に対して多い状態をいいます。肥満の人は，糖尿病や高血圧症などの，「生活習慣病」にかかりやすい傾向があります。

肥満をはかる指標の一つとして，「BMI（Body Mass Index，体格指数）」が広く使われています。 BMIは，体重（kg）を身長（m）の2乗で割った値のことです。たとえば，体重60kg，身長1.7m（170cm）の人のBMIは，$60 \div (1.7)^2 = 20.8$と求められます。

やせすぎも，健康にはよくない

BMIが，18.5以上25未満で普通の体重，25以上で肥満となります。 肥満の原因は，食べすぎと運動不足です。肥満の人は，食事の量だけでなく，その内容や食べ方を見直し，適度な運動をするなど，生活習慣を改善する必要があるでしょう。

逆に，BMIが18.5未満は，やせすぎとなります。やせすぎも，健康にはよくありません。BMIが22のとき，最も健康のリスクが小さいとされています。

BMIと肥満の度合い

BMIの計算式と，BMIの数値と肥満の度合いをあらわしました。理想的なBMIの数値は，22です。BMIの数値が25以上で，肥満となります。

$$BMI = 体重[kg] \div (身長[m])^2$$

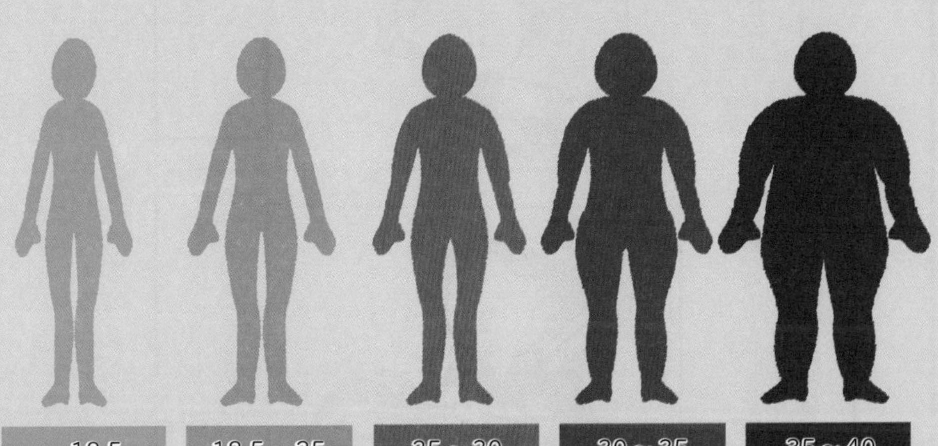

BMIが25以上で，肥満と診断されるタコ。

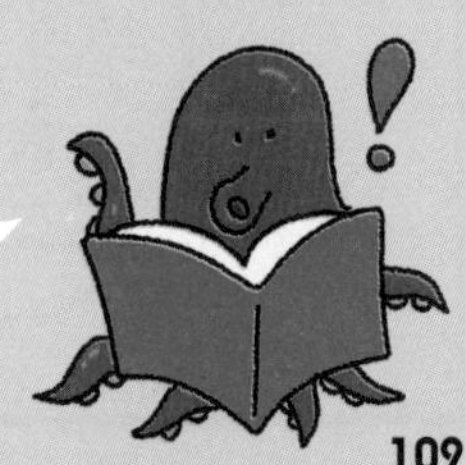

『解体新書』の原本を出版

今のポーランド出身の
解剖学者
ヨハン・アダム・
クルムス
（1689～1745）

パン屋を営む
家庭に生まれた

幼くして両親を亡くし
兄が親がわりになった

今のポーランドや
ドイツの学校に通い
スイスのバーゼル大学で
医学博士号を取得

その後今のポーランド
グダンスクで開業

1722年、
著書『解剖学表』を出版。
のちに日本の
『解体新書』の元となった

1725年、
日本の中高一貫校にあたる
ギムナジウムの教授に就任

56歳で亡くなるまで
教鞭をとった

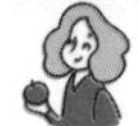

学生向けに著書を出版

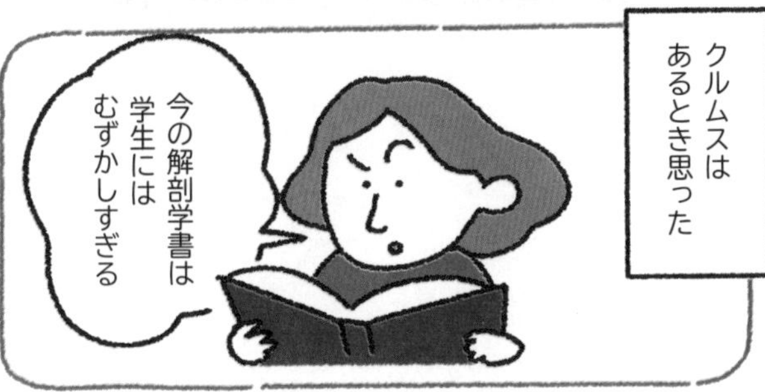
クルムスはあるとき思った
今の解剖学書は学生にはむずかしすぎる

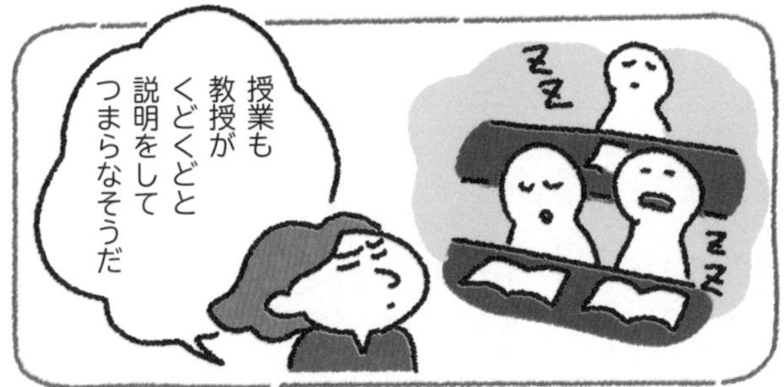
授業も教授がくどくどと説明をしてつまらなそうだ

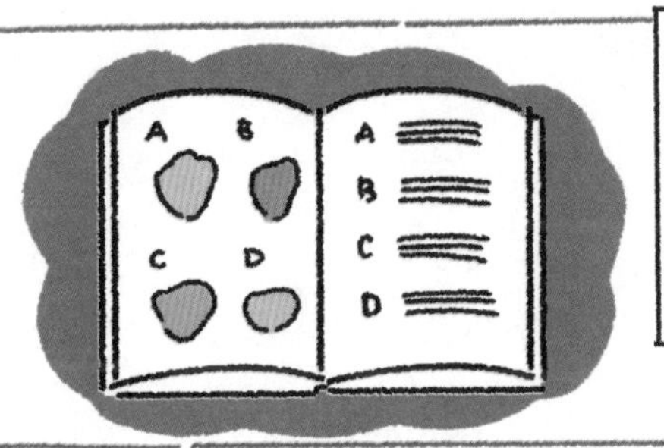
そこで学生向けに出版したのが『解剖学表』
A
B
C
D
読みやすいように見開きごとに図と解説文で構成した

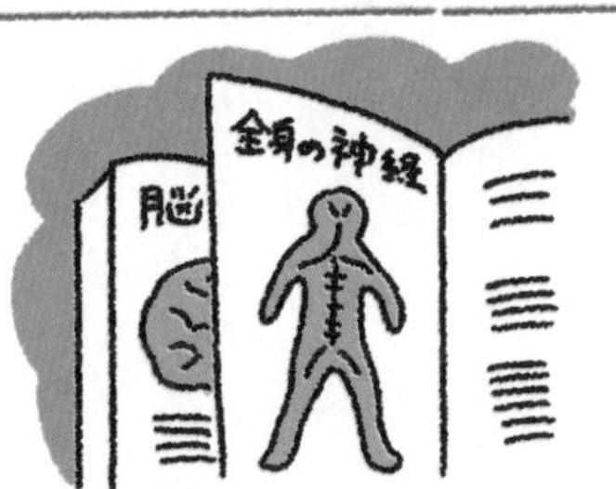
図の数は28点重要な項目にしぼった
全身の神経
脳
さらに取り上げる順番にも配慮して頭部、胸部、腹部の順で解説した

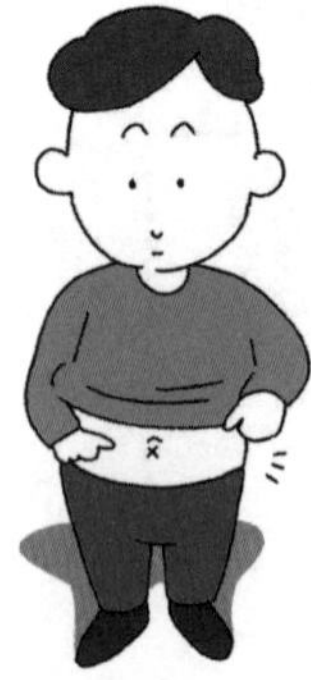

5. 脳と神経の取扱説明書

人間の脳と神経は，家電製品でいえば，製品を制御するコンピューターと通信ケーブルといえるでしょう。第5章では，脳と神経の取り扱い方をみていきましょう。

— 中枢神経系 —

脳は，エネルギーの約20％を消費する

全身に指令をあたえる，コントロールセンター

スマホなどと同じように，人間の体も電気信号によってコントロールされています。全身には，電気信号を伝える「末梢神経系（まっしょうしんけいけい）」がはりめぐらされています。**そして，全身の感覚器官から末梢神経系を通じて入力された情報を取りまとめ，全身に指令をあたえるコントロールセンターが，「中枢神経系（ちゅうすうしんけいけい）」です。**

大脳は，人体のメインコンピューター

中枢神経系は，「脳」と「脊髄（せきずい）」からなります。脳は，頭蓋骨の内部におさめられています。脳の重さは，体重60キログラムの成人男性で1.4キログラム前後です。脳は，体重の2～3％にすぎないにもかかわらず，心臓から出る血液の約15％を受け取り，エネルギーの約20％を消費します。

脳は，「大脳」「小脳」「脳幹（のうかん）」に分かれています。大脳は，思考や記憶などの高度な情報処理を行う，人体のメインコンピューターです。小脳は，姿勢や運動を調節します。脳幹は，間脳（かんのう），中脳，橋（きょう），延髄（えんずい）からなり，呼吸や体温や睡眠などを調整して，生命を維持します。

脳の構造

外から見た大脳（A）と，内から見た大脳（B）をえがきました。
大脳の右半球と左半球は，脳梁（のうりょう）で結ばれています。

A. 外から見た大脳（左半球）

大脳
脳の重さの約8割を占め，表面に多くの溝をもちます。高度な情報処理を行います。

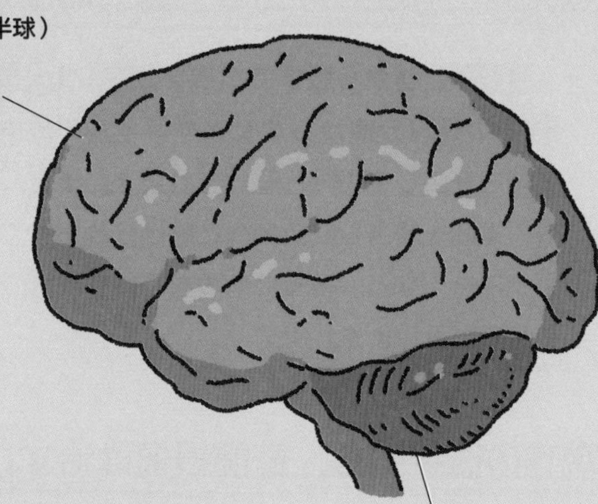

小脳
運動や姿勢の調節をにないます。自転車の乗り方など，体の動かし方の記憶は小脳に保存されます。

B. 内から見た大脳（右半球）

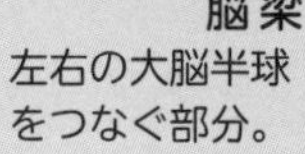

脳梁（のうりょう）
左右の大脳半球をつなぐ部分。

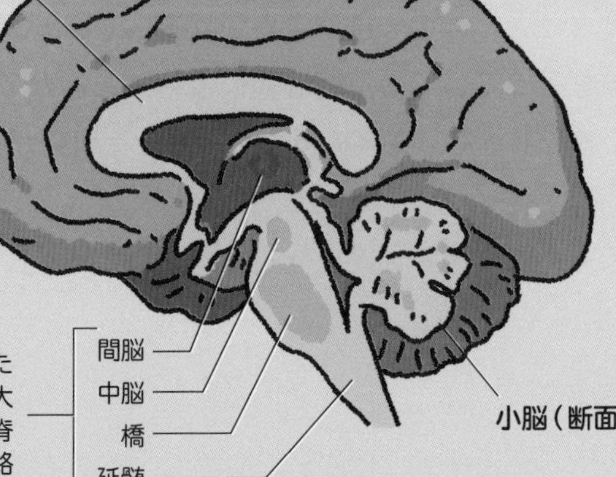

脳幹
生命を維持するための重要な中枢。大脳および小脳と脊髄をつなぐ連結路にもなっています。

— 中枢神経系 —

脊髄は超重要ケーブル。脊柱で保護

感覚は，脊髄を経由して脳へ届けられる

脊髄は，首から腰までつらなった，太くて長い神経の集まりで，31 個の脊髄分節からなります。 全身の皮膚や筋肉で得た感覚は，脊髄を経由して脳へと届けられます。また，筋肉を動かす脳の指令も，脊髄を経由して全身へと届けられます。熱いものにふれた指を引っこめるなど，瞬時に危険をさける反射では，脊髄が脳のかわりに命令を下します。

現代の医学でも，脊髄損傷は治すことができない

脳と並んできわめて重要な中枢神経系である脊髄は，脊柱（頸椎・胸椎・腰椎・仙骨・尾骨）の内部に収められて守られています。 しかし，事故などで脊柱が大きな衝撃を受け，脊髄が傷ついてしまう「脊髄損傷（せきずいそんしょう）」になると，体の一部や全身が麻痺してしまいます。

現代の医学をもってしても，脊髄損傷は治すことができません。世界中の研究者によって，脊髄の再生をめざした研究が行われています。

脊髄の構造

脊髄の構造をえがきました。脊髄につながっている末梢神経系を「脊髄神経」，脳幹につながっている末梢神経系を「脳神経」といいます。

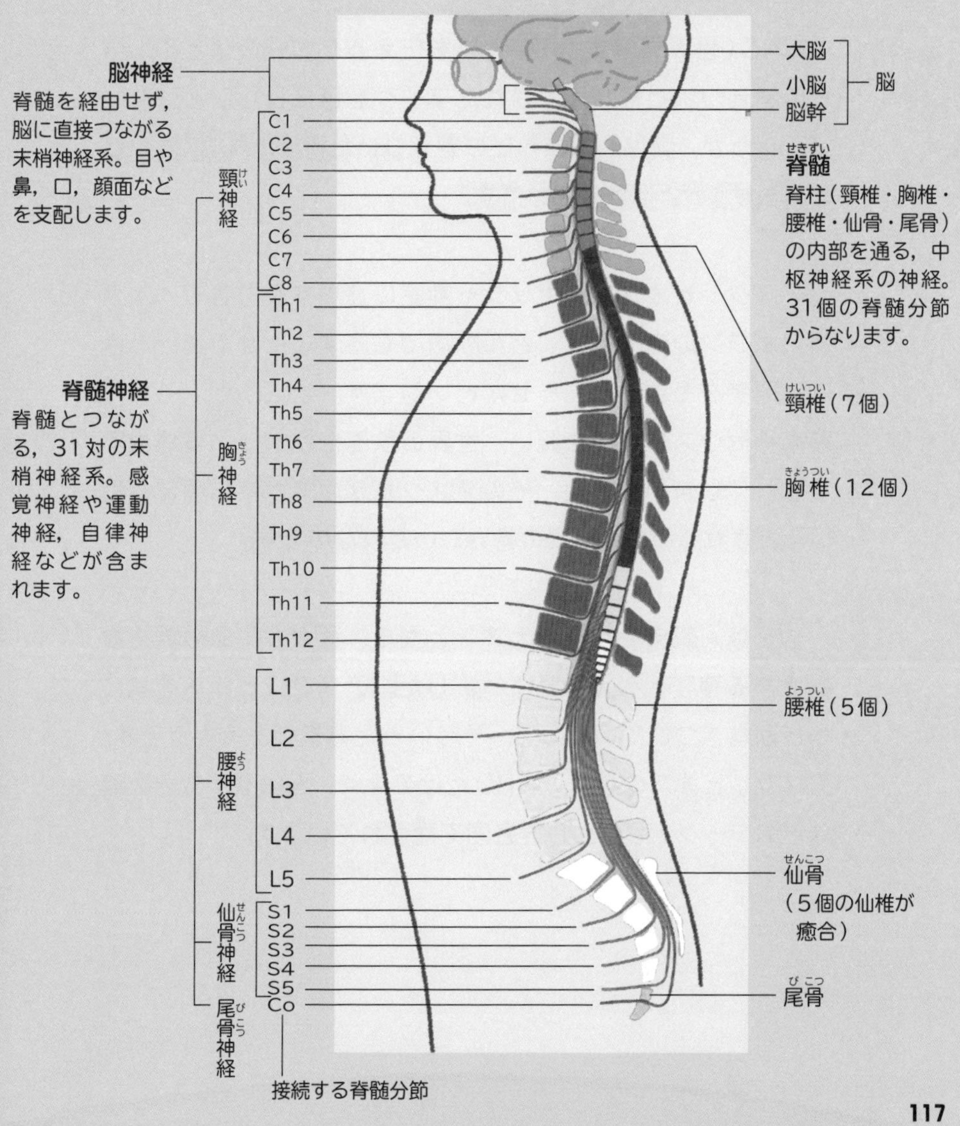

WHOのヘビ

WHO（世界保健機関）の会見を伝えるニュースなどで，ヘビの巻きついた棒がえがかれたマークを目にしたことはないでしょうか。**実は，このヘビの巻きついた棒は，「アスクレピオスの杖」とよばれるものです。**

アスクレピオスは，ギリシャ神話に登場する医者で，太陽神アポロンの息子です。どんな病でも直すことができ，ときには死者をもよみがえらせたといいます。ところが，それが最高神ゼウスの怒りを買い，世界の秩序を乱すという理由で殺されてしまいました。**そのアスクレピオスが常に手にしていたとされるのが，ヘビの巻きついた杖なのです。**

ヘビは，脱皮をくりかえすことから，昔から生命の再生を象徴する存在と考えられていました。アスクレピオスの杖にヘビが巻きついているのも，そういった背景があるようです。アスクレピオスの杖は，WHOだけでなく，医師会や救急医療などのマークとして，世界各国で愛されています。

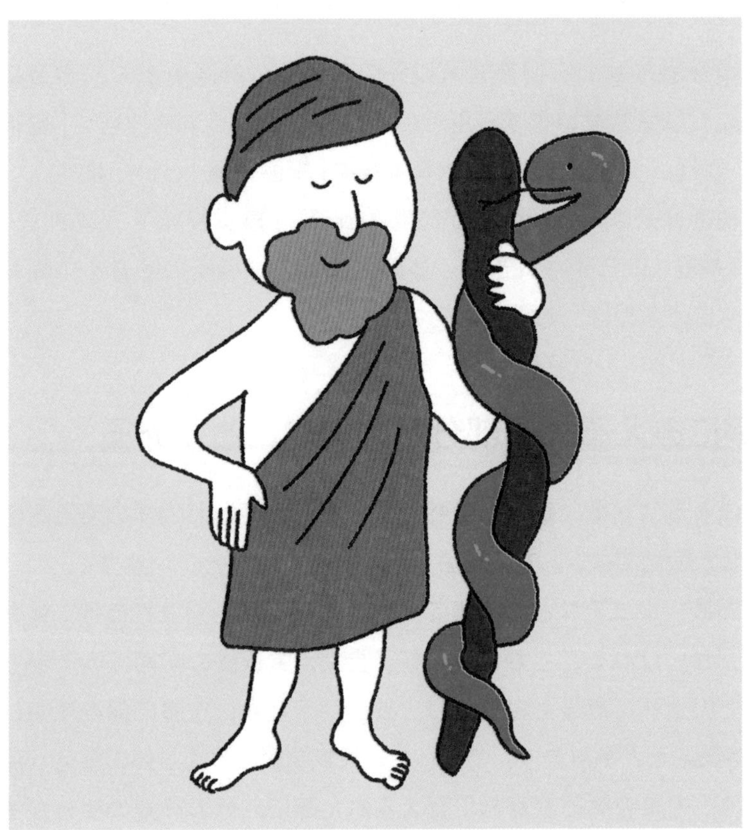

― 皮膚の触覚 ―

皮膚の感触が伝わるルートは，1＋31種類ある

感覚を中枢神経系へ伝えるのは，感覚神経

末梢神経系は，中枢神経系以外のすべての神経を指し，全身にはりめぐらされています。脳幹につながっている末梢神経を「脳神経」，脊髄につながっている末梢神経を「脊髄神経」といいます。

末梢神経系は，機能のちがいによって，「感覚神経」「運動神経」「自律神経」に分類されます。体のさまざまな場所の感覚を中枢神経系へ伝えるのは，感覚神経です。

無関係にみえる体の部分が，痛むことがある

右のイラストは，脳幹と脊髄が，それぞれ受けもつ体の部分を色分けしたものです。「皮膚分節（デルマトーム）」といいます。

椎間板（ついかんばん）ヘルニアなどの疾患で，脊髄の一部が圧迫されると，体の広範囲がしびれることがあります。また，虫垂炎の初期にみぞおちやへその上側に痛みを感じたり，狭心症のときに左肩に痛みを感じたりすることがあります。こうした一見無関係にみえる体の部分が痛むのは，内臓の痛みが脊髄に伝えられた際に，その脊髄の部分が受けもつ体の部分の痛みとして感じてしまうためと考えられています。

皮膚分節

脳幹と脊髄のそれぞれが，全身のどの部分の感覚を受けもっているかをえがきました。境界線は，ここにえがいたほど明瞭ではなく，また個人差もあります。

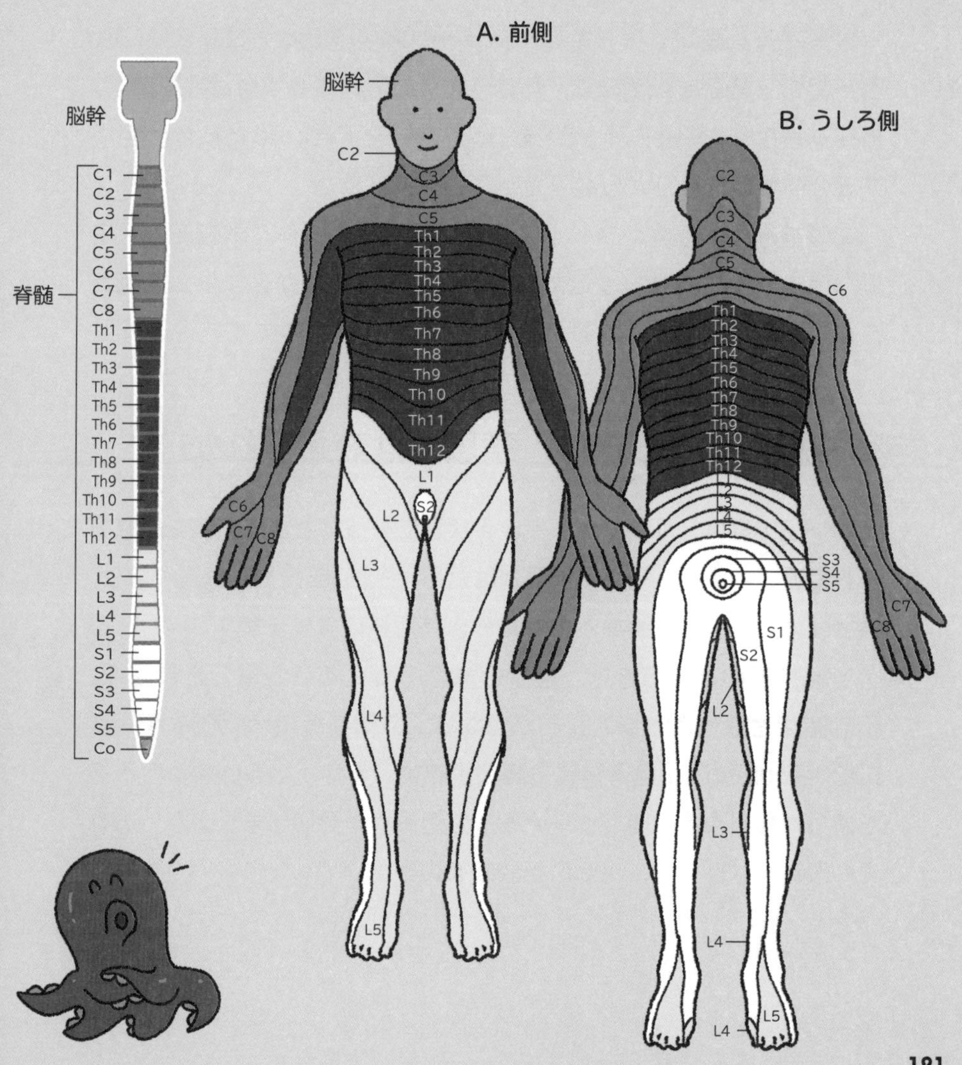

— 自律神経 —

4 交感神経は戦闘モード，副交感神経は休息モード

はたらきが相反する，２種類の神経系

興奮すると胸がドキドキし，リラックスするとおさまります。こうした切り替えを行うのが，末梢神経系に分類される自律神経です。自律神経は，「交感神経」と「副交感神経」という，はたらきが相反する２種類の神経系からなりたっています。

交感神経は，危険やストレスを感じたときに，体を戦闘モードに近づけます。交感神経がはたらくと，心臓の拍動が速まり，鳥肌が立ち，食欲がおさえられるといった体の変化が生じます。

自律神経のはたらきは，意思では変えられない

副交感神経は，リラックスできる状況になったときに，体を休息モードに近づけます。副交感神経がはたらくと，心臓の拍動は遅くなり，食欲が増して，胃や腸などのはたらきが活発になります。

自律神経のはたらきは，自分の意思で変えることはできません。**不規則な生活やストレスなどが重なり，自律神経のはたらきが不調になった状態が，「自律神経失調症」です。**全身がだるいなどの不調を感じたら，まずはゆっくり休み，生活環境を見直しましょう。それでも改善しなければ，医師に相談するのがよいでしょう。

交感神経と副交感神経

交感神経（左側）と副交感神経（右側）が，それぞれ体のどこに接続しているかを模式的にえがきました。交感神経は，「交感神経節」とよばれる神経の集まりで中継されます。副交感神経も，「神経節」などで中継されます。

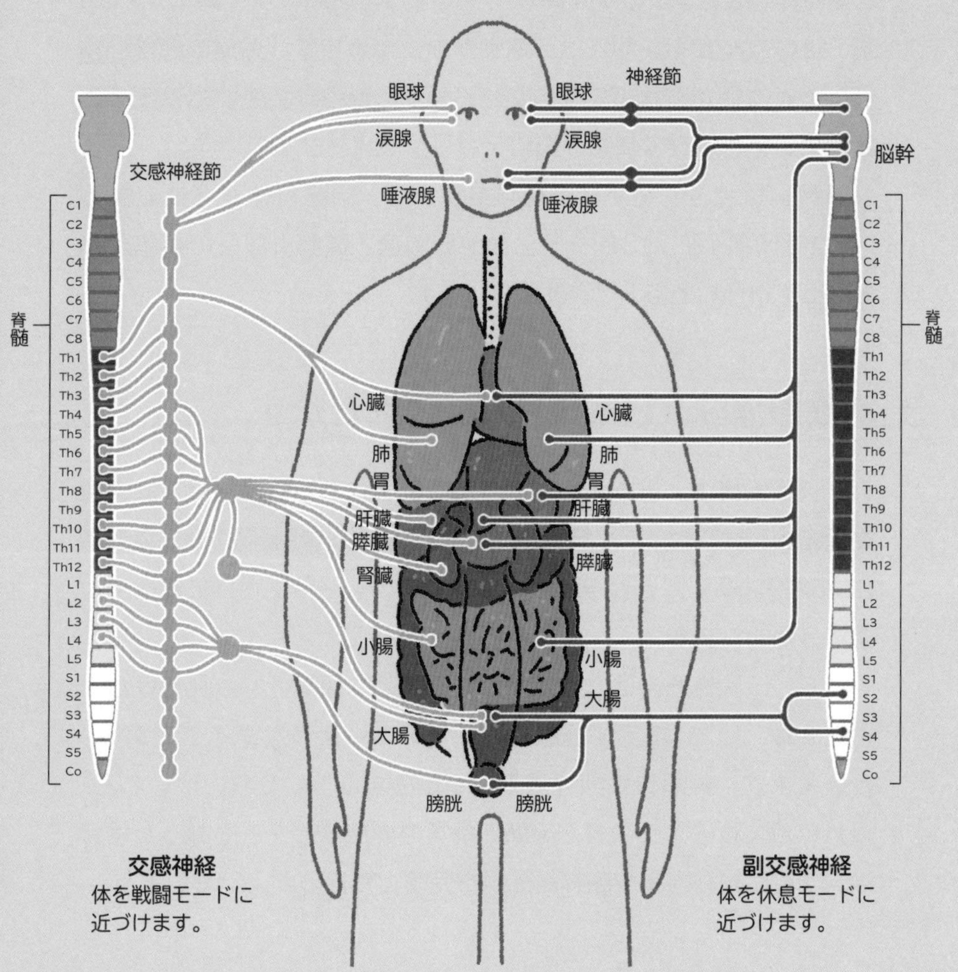

— 頭痛 —

頭痛には，三つの代表的な種類がある

頭痛の源は，脳ではない

頭痛のときは，頭の中が痛むように感じます。しかし頭痛の源は，脳ではありません。脳には，痛覚がないためです。**頭痛の源は，頭部にある血管が異常に広がったり，頭部の筋肉が緊張したりすることです。**その痛みの情報が脳に伝わり，頭痛となるのです。

頭痛には大きく分けて2種類あります。頭痛自体が病気である「一次性頭痛」と，くも膜下出血(まくかしゅっけつ)や脳腫瘍(のうしゅよう)，髄膜炎(ずいまくえん)などの疾患にともなってあらわれる「二次性頭痛」です。

一次性頭痛は，日常生活に支障をきたす

一次性頭痛は，日本人の約3割が悩まされている頭痛です。**一次性頭痛の代表例は，「片頭痛」「緊張型頭痛」「群発頭痛」の三つです（右の表）。**命にかかわることはないものの，日常生活に支障をきたす場合があります。

一方，二次性頭痛は，命にかかわる危険な頭痛です。見分けるポイントは，「これまでに経験したことのないようなタイプの痛み」といえます。突然の強烈な痛み，手足のまひ，しびれ，けいれん，ろれつがまわらなくなる，高熱，視覚の異常などをともなった場合は，すぐに神経内科や脳神経外科を受診したほうがよいでしょう。

三つの代表的な頭痛の特徴

三つの代表的な頭痛である，片頭痛，緊張型頭痛，群発頭痛の特徴を，表にまとめました。

	片頭痛	緊張型頭痛	群発頭痛
頻度	年に数回～週に１回までさまざま。平均月２回。	一定しない。	群発期は毎年１～２回や，数年に１回程度。群発期には，２日に１回～１日に８回程度。
持続時間	４時間～３日間程度。	一定しない。	15分～３時間。
痛む場所	主に側頭部。頭の片側の場合が多い（約６割）が，両側の場合もある。	後頭部から首すじ，こめかみにかけて。頭の両側が痛む場合が多いが，片側の場合もある。	目の奥や側頭部などが痛む。頭の片側。
痛みの特徴	通常，拍動性がある(拍動性がないものもある)。	頭が強くしめつけられる感じ。	何かが突き刺さったような激しい痛み。
痛みの程度	ひどい場合には，寝こんでしまうなど，何もできない。	仕事や家事は，なんとかがまんしてできる程度の場合が多い。	じっとしていられず，のたうちまわる。頭を壁にぶつけたりといった行動もみられる。
発症のタイミングなど	動いたり，入浴したりすると悪化する。月経中や月経直前に多い。妊娠中はおきにくい。ストレスから解放された休日などにおきやすい。	長時間，同じ姿勢をとった場合などにおきやすい。	群発期にアルコール類を飲むとおきる。
頭痛以外の特徴的な症状	頭痛の前兆として，視野にギザギザの輝きが見えたり，視野の一部が見えにくくなったりすることがある。吐き気をともなうことがある。音や光などの刺激に対して過敏になる。	肩や首すじのこり。めまい。	痛む側の目から涙が出たり，目が充血したりする。鼻水，鼻づまり。前頭部および顔面の発汗。
患者の傾向	遺伝する傾向がある。若年から中年に多い。女性に多い。	若年から高年。	20～40代が多い。男性に多い。
誘因になりうるもの	睡眠不足，過剰な睡眠，月経，肩こり，ストレス，騒音，特定の食べ物(チーズ，チョコレートなど)，飲酒(とくに赤ワイン)。	精神的ストレス，肉体的ストレス，うつむき姿勢。	群発期における飲酒。
薬以外の対処法	暗く静かな部屋で安静にする。頭部の痛む部分を冷やす。入浴はさける。	ストレッチ体操，マッサージ，入浴。	発作時に深呼吸。痛む部位を冷やす。
薬以外の予防	マグネシウム(アーモンド，にがり入りの天然塩，ひじきなど)や，ビタミンB_2(牛・豚・鶏の肝臓，ウナギ，牛乳，卵など)を摂取するとよい。	姿勢をただす。長時間，同じ姿勢をとらないで，ときどき休憩する。ストレスをためない。	群発期の禁酒。

（出典：国際頭痛分類第３版β版）（出典：ADITUS問診票）

シリーズ第39弾!!

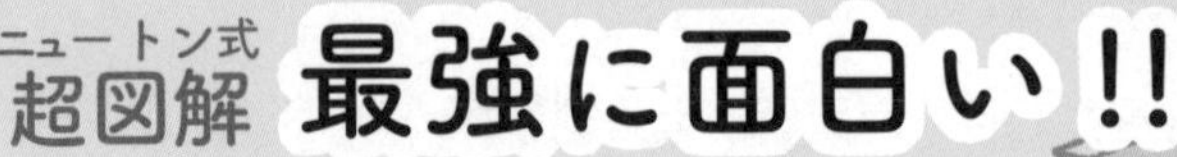

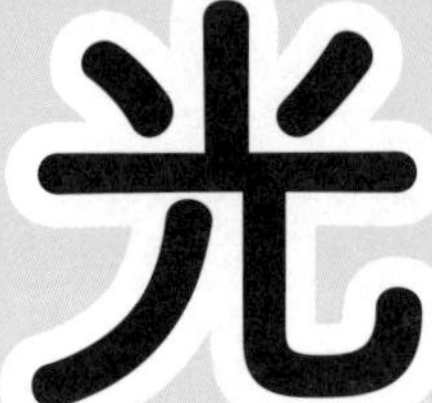

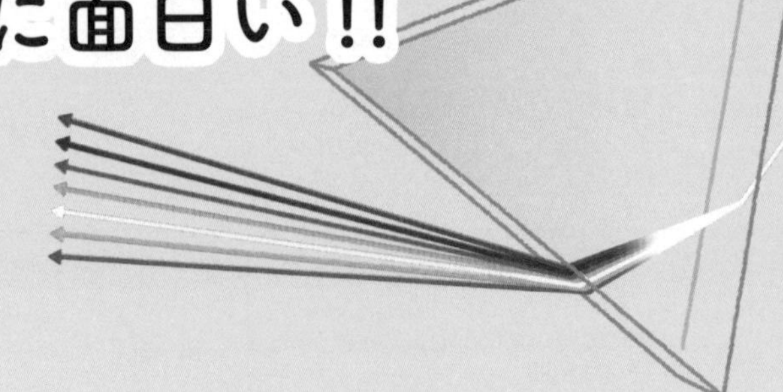

2021年11月下旬発売予定　A5判・128ページ　990円（税込）

空は，なぜ青く見えるのでしょうか。空気は，無色透明なはずです。しかも青かった空が，夕方には夕焼けの赤い空に変わります。いったい，どうしてなのでしょうか。

実は空の色は，光の「散乱」という現象がつくりだしています。散乱は，光が微粒子などにぶつかって，四方八方に飛び散る現象です。太陽の光は，空気中の気体分子などにぶつかると，四方八方に飛び散ります。そのため，空の色が青く見えたり赤く見えたりするのです。

虹やシャボン玉の色，オーロラなど，光がつくりだす不思議な現象は，ほかにもまだまだたくさんあります。本書では，光と色について，“最強に”面白く紹介します。どうぞご期待ください！

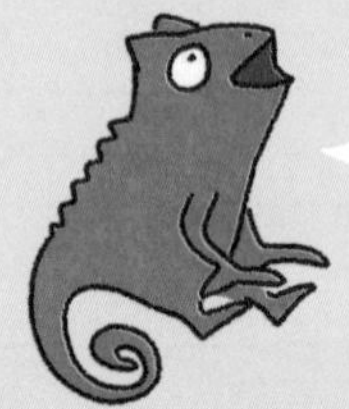

余分な知識満載だカメ。

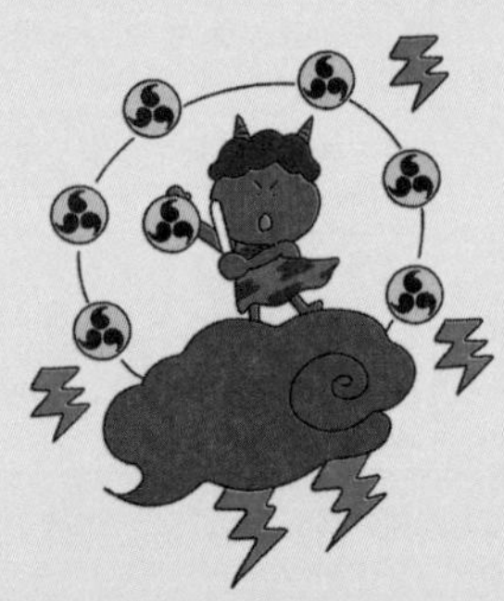

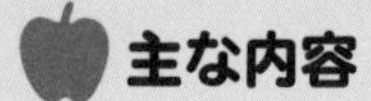

主な内容

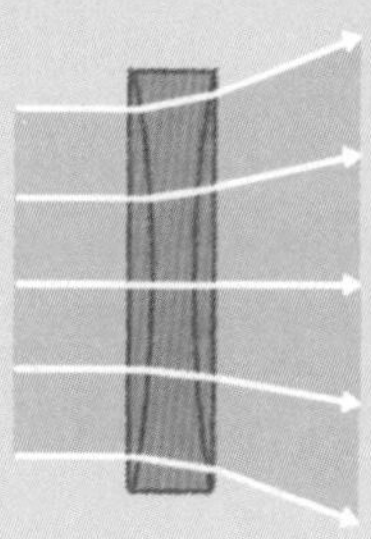

光の折れ曲がり

近視用の眼鏡は，光を広げて目に届ける
雨上がりの虹！　空中の水滴がプリズム

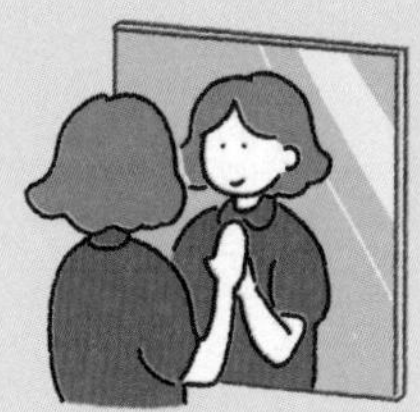

光のはねかえりと，重なりあい

青空の青は，空気で飛び散った青色の光
見る角度と膜の厚さで変わる，シャボン玉の色

光の三原色と，色の三原色

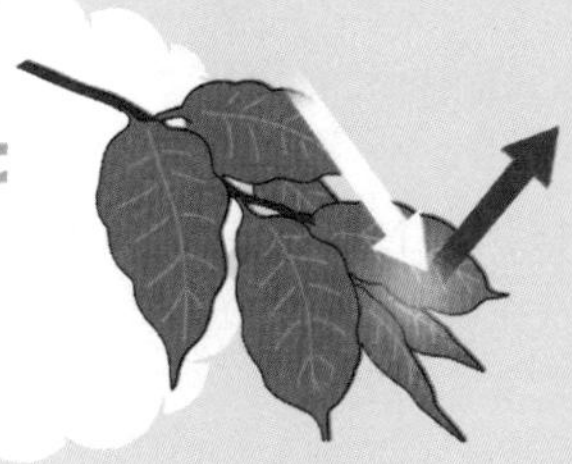

3色の光が，すべての色の光をつくる！
トリの見る世界は，ヒトよりもあざやかかも

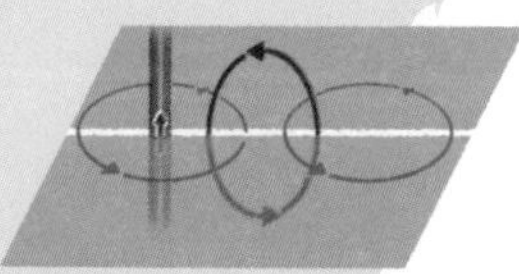

光の正体は，電気と磁気の波！

赤外線も可視光線もX線も，みんな「電磁波」！
電場と磁場の連鎖的な発生，それが電磁波！

光を放ついろいろなもの

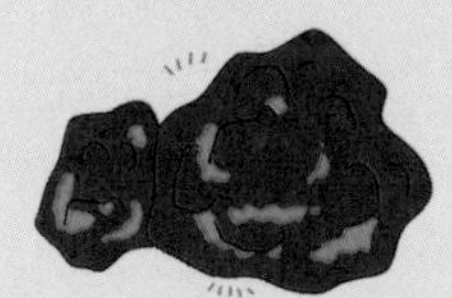

花火の色は，燃える火薬の元素がつくる
オーローラは，大気中の原子が放つ光

Staff

Editorial Management	木村直之
Editorial Staff	井手 亮，安達はるか
Cover Design	田久保純子
Editorial Cooperation	株式会社 美和企画（大塚健太郎，笹原依子）・青木美加子・寺田千恵

Illustration

表紙カバー	【筋肉と骨格】多田彩子さんのイラストを元に羽田野乃花が作成（①），【ストレッチ】宮川愛理さんのイラストを元に羽田野乃花が作成，【目，呼吸器，呼吸，胃，横顔，タコ，ヴェサリウス】羽田野乃花
表紙	【筋肉と骨格】多田彩子さんのイラストを元に羽田野乃花が作成（①），【ストレッチ】宮川愛理さんのイラストを元に羽田野乃花が作成，【目，呼吸器，タコ】羽田野乃花
3	羽田野乃花
4	【全身骨格】多田彩子さんのイラストを元に羽田野乃花が作成（①），【筋肉と骨格】多田彩子さんのイラストを元に羽田野乃花が作成（①），【女性】羽田野乃花
5	【ガレノス】羽田野乃花，【気管支】羽田野乃花（②），【親子】羽田野乃花，【心臓】羽田野乃花
6〜7	羽田野乃花
11〜21	多田彩子さんのイラストを元に羽田野乃花が作成（①）
22〜23	宮川愛理さんのイラストを元に羽田野乃花が作成
25	多田彩子さんのイラストを元に羽田野乃花が作成（①）
27	羽田野乃花
29	多田彩子さんのイラストを元に羽田野乃花が作成（①）
30〜31	宮川愛理さんのイラストを元に羽田野乃花が作成
33〜35	木下真一郎さんのイラストを元に羽田野乃花が作成
36〜45	羽田野乃花
47	【肺の構造】羽田野乃花（①），【気管支】羽田野乃花（②）
49	羽田野乃花（①）
50〜51	羽田野乃花
52〜53	宮川愛理さんのイラストを元に羽田野乃花が作成
54〜97	羽田野乃花
99〜101	羽田野乃花（①）
103〜123	羽田野乃花

①：BodyParts3D, Copyright©2008 ライフサイエンス統合データベースセンター licensed by CC 表示 - 継承2.1 日本(http://lifesciencedb.jp/bp3d/info/license/index.html)
②：気管支の3Dデータ：東京農工大学客員教授 北岡裕子

監修（敬称略）：
坂井建雄（順天堂大学保健医療学部特任教授）

本書は主に，Newton 別冊『人体の取扱説明書』の一部記事を抜粋し，大幅に加筆・再編集したものです。

初出記事へのご協力者（敬称略）：
坂井建雄（順天堂大学保健医療学部特任教授）
谷本道哉（近畿大学生物理工学部准教授）
中村格子（医療法人社団BODHI理事長，Dr.KAKUKOスポーツクリニック院長）

ニュートン式 超図解 最強に面白い!!
人体 取扱説明書 編

2021年11月15日発行

発行人　高森康雄
編集人　木村直之
発行所　株式会社 ニュートンプレス　〒112-0012東京都文京区大塚3-11-6
https://www.newtonpress.co.jp/

ISBN978-4-315-52466-6